L'ŒUVRE MÉDICO-CHIRURGICALE

Dr CRITZMAN, Directeur

Suite

DE

Monographies Cliniques

SUR

les Questions Nouvelles

en Médecine en Chirurgie, en Biologie

N° 5

(publié le 15 novembre 1897)

L'ALCOOLISME

PAR

A. JAQUET

Privatdocent à l'Université de Bâle.

Chaque monographie séparément 1 fr. 25

PRIX DE L'ABONNEMENT A 10 MONOGRAPHIES : 10 FRANCS — ÉTRANGER 12 FRANCS

PARIS

MASSON ET Cie, ÉDITEURS

LIBRAIRES DE L'ACADÉMIE DE MÉDECINE

120, BOULEVARD SAINT-GERMAIN

1897

CONDITIONS DE LA PUBLICATION

La science médicale réalise journellement des progrès incessants; les questions et découvertes vieillissent pour ainsi dire au moment même de leur éclosion. Les traités de médecine et de chirurgie, quelle qu'en soit l'étendue, quelque rapides que soient leurs différentes éditions, auront toujours grand'peine à se tenir au courant.

C'est pour obvier à ce grand inconvénient, auquel les journaux, malgré la diversité de leurs matières, ne sauraient remédier, que nous fondons, avec le concours des savants et des praticiens les plus distingués, un recueil de monographies dont le titre général, *l'Œuvre médico-chirurgicale*, nous paraît bien indiquer le but et la portée.

La *Médecine* proprement dite, la *Thérapeutique*, la *Chirurgie* et *toutes les spécialités médicales* seront représentées dans notre collection. Les Sciences naturelles n'y seront pas non plus négligées. La *Zoologie* avec les questions de l'hérédité, la *Microbiologie* avec la sérothérapie et les problèmes de l'immunité, la *Chimie biologique* et les toxines trouveront une large place dans cette publication.

Les **Monographies** *n'auront pas de périodicité régulière.*

Nous publierons, aussi souvent qu'il sera nécessaire, des fascicules de 30 à 40 pages, dont chacun résumera une question à l'ordre du jour, et cela de telle sorte qu'aucune ne puisse être omise au moment opportun.

Les Éditeurs acceptent des souscriptions payables par avance, pour une série de 10 monographies, au prix de **10** francs pour la France, et **12** francs pour l'étranger.

Chaque Monographie est vendue séparément 1 fr. 25.

Monographies publiées

N° 1. **De l'Appendicite**, par le Dr Félix Legueu, chirurgien des hôpitaux de Paris.

N° 2. **Le Traitement du mal de Pott**, par le Dr A. Chipault, de Paris.

N° 3. **Le Lavage du sang**, par le Dr F. Lejars, professeur agrégé, chirurgien des hôpitaux de Paris, membre la Société de chirurgie.

N° 4. **L'Hérédité normale et pathologique**, par Ch. Debierre, professeur d'anatomie à l'Université de Lille.

N° 5. **L'Alcoolisme**, par A. Jaquet, privatdocent à l'Université de Bâle.

Adresser toutes les communications relatives à la rédaction à **M. le Dr Critzman**, *avenue Kléber, n° 45.*

Coulommiers. — Imp. Paul BRODARD. — 811-97.

L'ŒUVRE MÉDICO-CHIRURGICALE
— N° 5 —

L'ALCOOLISME

PAR

Le Dr A. JAQUET
PRIVAT-DOCENT A L'UNIVERSITÉ DE BALE

Le cri d'alarme poussé en 1852 par le médecin suédois Magnus Huss [1] a depuis lors été répété si souvent que l'on est en droit de se demander ce qu'une publication nouvelle sur l'alcoolisme pourra bien apporter, que l'on n'ait déjà dit nombre de fois.

Depuis près de trente ans cette question a fait l'objet des préoccupations constantes des hygiénistes autant que des économistes et des philanthropes; les sommités scientifiques du monde entier ont apporté à son étude le concours de leur science et de leur autorité; partout les gouvernements ont pris des mesures légales en vue de combattre le fléau, et pourtant le flot monte toujours; les victimes de l'alcool encombrent les prisons; les hôpitaux et les asiles d'aliénés ne suffisent plus au nombre des malades et les progrès effrayants du paupérisme marchent de pair avec la déchéance physique et morale des populations, sans que rien, pour le moment, permette de prévoir où s'arrêtera le mal.

Le peu de succès de tant de généreux efforts provient de ce que les masses sont restées, jusqu'à présent, pour ainsi dire étrangères à la question de l'alcoolisme. Les avertissements réitérés, les appels les plus pressants même, ont rencontré dans l'indifférence des uns, dans l'égoïsme ou l'intérêt des autres une résistance passive, que rien n'a pu briser. La majorité reconnaît, il est vrai, que le mal est grand et qu'il est nécessaire d'y porter remède, sans pour cela rien faire qui contribue à améliorer l'état de choses actuel. Cette passivité ne se rencontre pas seulement dans la classe ouvrière, où l'alcool fait le plus de ravages, mais au même degré dans les classes cultivées, et dans le corps médical lui-même on se heurte souvent à une indifférence incroyable, inexplicable pour celui qui considère encore le médecin comme le champion de l'hygiène et le gardien naturel de la santé publique.

1. Les renvois correspondent aux numéros des indications bibliographiques citées à la fin du travail.

Dans ces conditions-là, ceux qui ont reconnu la nécessité d'une action énergique et soutenue contre l'alcoolisme, ont l'obligation de persévérer dans la lutte et de renouveler sans se lasser leurs appels, jusqu'à ce que l'opinion publique remuée, se décide enfin à réagir vigoureusement contre un mal qui compromet non seulement le bien-être matériel et moral des individus, mais l'honneur et la dignité des nations civilisées.

I

L'ALCOOLISME ET SES CONSÉQUENCES HYGIÉNIQUES, ÉCONOMIQUES ET SOCIALES

L'espace dont nous disposons ne nous permet pas de refaire ici l'historique de l'alcoolisme et d'en étudier les causes avec le développement que comporterait l'importance du sujet.

Il est cependant une de ces causes que nous ne pouvons passer sous silence, c'est la toxicité des différentes boissons alcooliques. Cette question soulevée par les travaux de Rabuteau (2), développée par les recherches de Dujardin-Beaumetz et Audigé (3), de Magnan et Laborde (4), Cadéac et Meunier (5) est d'une grande importance au point de vue des mesures répressives proposées contre l'alcoolisme. Dujardin-Beaumetz et Audigé ont démontré d'une façon concluante que plus on monte dans la série des alcools monoatomiques, plus les effets toxiques sont accentués. L'effet produit par une dose donnée d'alcool éthylique est obtenu avec la moitié de cette dose d'alcool propylique ou avec le cinquième d'alcool amylique. Le caractère général de l'intoxication reste le même pour tous les corps de cette série : c'est la paralysie sensitive et motrice succédant à une période d'excitation plus ou moins prononcée, et la mort dans le coma par arrêt de la respiration. Ces alcools supérieurs forment la base essentielle des impuretés contenues dans les produits de la distillation des grains, des pommes de terre, des betteraves et des mélasses, mais ne manquent pas non plus dans les alcools de vin, de lie, de marc et dans les eaux-de-vie de fruits. La présence de ces produits dans les eaux-de-vie naturelles et artificielles leur confère une activité supérieure à celle d'une solution d'alcool éthylique au même titre, les caractères généraux de l'intoxication restent les mêmes ou à peu près. Le furfurol ou aldéhyde pyromucique contenu principalement dans les eaux-de-vie de grains confère par contre à l'intoxication alcoolique un caractère nouveau manquant complètement aux alcools, le caractère convulsivant. Ainsi que l'ont démontré Laborde (6), Jaffe et Cohn (7), l'injection d'une petite quantité de furfurol détermine chez les animaux intoxiqués l'apparition de convulsions présentant avec les convulsions de l'épilepsie une si grande analogie, que certains auteurs n'ont pas hésité à considérer ces accidents comme de l'épilepsie véritable.

Les essences aromatiques entrant dans la composition d'un grand nombre de liqueurs, en particulier l'essence d'absinthe, agissent d'une façon analogue. La toxicité considérable de cette dernière essence ressort d'une façon évidente des recherches de Magnan (8), Laborde (9), Bohn (10), Cadéac et Meunier (11), et l'on est surpris de voir cette action mise encore en doute par certains auteurs.

A ces trois groupes principaux on pourrait ajouter encore une longue liste de substances plus ou moins toxiques entrant dans la composition des vins, eaux-de-vie et liqueurs, telles que l'acide cyanhydrique, l'aldéhyde salicylique, l'aldéhyde benzoïque, les huiles essentielles du vin, sans compter les produits innombrables introduits artificiellement par la fraude dans les boissons, pour en relever le bouquet et en masquer la mauvaise qualité.

Mais tout en reconnaissant l'importance capitale de ces recherches, on peut se demander jusqu'à quel point nous sommes autorisés à nous appuyer sur les résultats de l'expérience de laboratoire pour l'interprétation des symptômes cliniques de l'alcoolisme. Suivant le mode d'administration, l'intensité de l'intoxication varie considérablement : l'injection intra-veineuse de 15 à 25 centigrammes d'essence d'hysope provoque chez un chien de taille moyenne, comme l'ont démontré Cadéac et Meunier, l'explosion de symptômes toxiques violents avec convulsions intenses, tandis que pour obtenir le même résultat en administrant le poison par la voie gastrique on est obligé d'avoir recours à des doses de trois ou quatre grammes. On a objecté en outre que la proportion des éléments toxiques contenue dans les eaux-de-vie et les liqueurs était trop faible pour entrer en ligne de compte dans l'intoxication. D'après Cadéac et Meunier, 1 litre de vulnéraire contiendrait environ 1 gr. 53 de substances épileptisantes, dont l'injection intra-veineuse aurait pour effet de provoquer des convulsions chez un chien de 66 kilogrammes.

A moins d'une sensibilité spéciale de l'homme à l'égard de ces substances, la dose d'absinthe ou de vulnéraire nécessaire à la production d'accidents convulsifs dépasserait à première vue la capacité d'absorption du buveur le plus solide. Cette sensibilité spéciale paraît exister en effet ; Cadéac et Meunier ont observé chez un homme fort et vigoureux des accidents convulsifs après l'absorption de 2 grammes d'essence d'hysope, et Laborde (12) cite le cas d'un jeune homme de vingt-trois ans, qui, après avoir bu seize verres d'absinthe, fut pris d'une attaque convulsive suivie d'un état de mal qui dura deux jours. Aussi la plupart des auteurs français sont-ils en général d'accord pour attribuer aux impuretés des eaux-de-vie une influence prépondérante dans la production de l'alcoolisme, tandis que les auteurs allemands et scandinaves sont plutôt enclins à considérer ce facteur comme de peu d'importance. Ainsi Stèn Stenberg (13), opérant avec de l'alcool éthylique additionné d'alcool amylique en quantités variables, n'a pu constater de différence sensible entre les effets d'un alcool pur et ceux d'un alcool contenant jusqu'à 4 p. 100 d'alcool amylique. Il n'est pas inutile de faire observer ici que Stenberg s'est servi de lapins pour ses expériences, un animal qui, comme on sait, se prête peu à l'étude des poisons stupéfiants et hypnotiques. Strassmann (14), dans une série d'expériences analogues sur des chiens, est arrivé à la conclusion que l'addition de 1 p. 100 d'alcool amylique n'avait pour effet que d'accentuer légèrement certains symptômes, un effet toxique sensible ne se manifestant que lorsque la proportion d'alcool amylique atteint 3 p. 100. S'appuyant sur des observations faites sur l'homme, Zuntz (15) a enfin émis l'avis qu'une proportion de 0,3 à 0,4 p. 100 d'alcool amylique dans l'eau-de-vie était sans effet appréciable.

Les matériaux expérimentaux dont nous disposons actuellement, ne permettent pas, en présence de telles divergences d'opinions, de trancher le débat d'une manière définitive, et pour le moment c'est à l'observation clinique que nous devons encore demander la solution du problème qui nous occupe. Si l'on compare les effets de l'alcool éthylique pur étendu d'eau avec ceux d'une eau-de-vie de mauvaise qualité, on est obligé de reconnaître que l'alcoolisme aigu résultant de l'absorption de cette dernière présente certains caractères particuliers, qui ne peuvent s'expliquer que par l'intervention des impuretés de ces produits. L'irritation des voies digestives, les nausées, les maux de tête et l'abattement général qui suivent régulièrement l'ivresse alcoolique, font pour ainsi dire complètement défaut après l'absorption d'un vin pur ou d'un alcool de très bonne qualité et sont dus, à n'en pas douter, à l'action des alcools amylique, propylique et des aldéhydes contenus dans les eaux-de-vie.

Il est en outre un facteur dont l'expérimentation de laboratoire n'a pour ainsi dire pas tenu compte, et qui cependant dans la pratique joue peut-être un rôle important, c'est la possibilité d'un effet de cumul dans l'organisme. Nos connaissances sur l'élimination et la destruction des alcools supérieurs et des aldéhydes dans l'organisme sont encore rudimentaires, et, pour le moment, il serait difficile d'appuyer cette hypothèse sur des faits positifs. Il ne serait cependant pas impossible que grâce à une durée prolongée de l'action toxique ou à une élimination lente et incomplète du poison, l'absorption répétée de petites doses, insuffisantes par elles-mêmes pour produire un effet appréciable, ne détermine au bout d'un laps de temps plus ou moins long l'explosion d'accidents analogues à ceux que l'on observe après l'absorption d'une dose massive de poison. Laborde (16) relate quelques observations des plus curieuses, qui nous paraissent plaider en faveur de cette manière de voir. Au cours d'une longue série de recherches sur les effets toxiques des essences et des bouquets artificiels, Laborde fut lui-même victime d'accidents graves qu'il attribua, non sans raison, à l'absorption pulmonaire des produits volatils répandus dans l'atmosphère du laboratoire. Presque dès le début de ces essais il avait constaté certains malaises, vertiges, céphalalgie, dyspepsie, apparaissant surtout à la suite des séances d'expérimentation, mais s'atténuant dans l'intervalle de ces séances hors du laboratoire, lorsqu'un beau jour les accidents se déclarèrent d'une manière foudroyante : en sortant du laboratoire il fut pris subitement d'un accès de vertige intense, compliqué de lipothymie, de palpitations cardiaques, d'angoisse précordiale et d'une faiblesse considérable rendant tout mouvement impossible, accès suivi d'un état maladif général ayant duré plus d'un an. Un garçon de laboratoire avait précédemment déjà été sujet à des accidents analogues, bien que moins accentués. Ces observations nous paraissent plaider sérieusement en faveur d'une action cumulative, d'autant plus que Laborde a constaté dans le cours de sa convalescence une élimination très lente quoique constante des aldéhydes dont il était imprégné.

Le tableau clinique de l'alcoolisme aigu présente, suivant la nature et la qualité des boissons absorbées, des variations frappantes pour celui qui veut bien se donner la peine d'observer de près ces accidents. C'est ainsi que l'absinthisme aigu se distingue d'après Magnan, Laborde et Lancereaux (17) par de l'agitation, des cris et souvent des convulsions épileptiformes, donnant à cette intoxication un caractère particulier, absolument différent de celui de l'ivresse par la bière, le vin ou l'eau-de-vie. Mais même pour l'ivresse par le vin ou l'eau-de-vie, on serait bien embarrassé de dresser un tableau typique des phénomènes toxiques, tant la qualité des produits a d'influence sur les accidents observés. C'est ainsi qu'il n'est pas rare de rencontrer des individus en pleine santé chez lesquels de petites quantités d'un vin à bouquet un peu fort provoquent de l'agitation et de l'insomnie, tandis qu'ils supportent parfaitement un vin léger, peu parfumé ou de la bière en grande quantité. L'intoxication chronique par l'absinthe et les essences se distingue de même de l'alcoolisme chronique par des nuances très accusées. Au lieu d'une diminution des réflexes et de la sensibilité on observe d'après Lancereaux une exaltation considérable de ces mêmes réflexes, en même temps qu'une hyperesthésie et une hyperalgésie avec sensations de fourmillements, d'élancements, de brûlures caractéristiques.

Il ne peut donc, à notre avis, exister aucun doute, quant au rôle des impuretés dans la production des accidents alcooliques, bien que, à l'heure actuelle, il ne soit pas encore possible de déterminer la part exacte d'activité inhérente à chacune de ces différentes substances. Mais par contre il nous paraît exagéré de vouloir leur faire porter tout ou du moins la grande partie de la responsabilité du mal résultant de l'abus des boissons alcooliques. La rectification des alcools est devenue pour certains auteurs le cri de ralliement de la campagne anti-alcoolique; d'après eux l'alcool rectifié serait sans danger, et M. Daremberg (18) est allé jusqu'à prononcer à l'Académie de médecine cette phrase grosse de conséquences : ce qu'il y a de moins toxique dans les boissons alcooliques, c'est l'alcool. Nous pensons au contraire que le poison essentiel des boissons alcooliques, c'est l'alcool. Les impuretés ont tout au plus pour effet d'aggraver l'intoxication, de modifier plus ou moins ses manifestations extérieures, sans rien lui ôter pour cela de son caractère fondamental d'empoisonnement par l'alcool. L'alcool le plus pur peut produire l'alcoolisme; les effets se feront peut-être attendre plus longtemps, les symptômes seront moins accentués, mais le résultat final n'en sera pas moins atteint : un individu ruiné physiquement et moralement, une charge pour l'État, un danger pour la société. L'expérience de Forel (19) à l'asile des buveurs d'Ellikon est concluante à cet égard. Sur un nombre total de 478 alcooliques admis à l'asile depuis sa fondation, 133, soit 30 p. 100, n'avaient jamais fait usage d'eau-de-vie ou de liqueurs, mais devaient leur état à des excès de bière, de vin ou de cidre. Dans les pays qui, comme la Bavière, ne consomment que peu d'eau-de-vie, mais par contre des quantités considérables de bière, l'alcoolisme, tout en étant moins fréquent que dans les pays du Nord, où l'ouvrier ne consomme que de l'eau-de-vie, n'en existe pas moins, et le Dr Brendel (20) de Munich est d'avis que si chez le buveur de bière l'alcoolisme se développe plus lentement, et si ses manifestations sont moins violentes, il n'en est pas moins une conséquence certaine des excès prolongés de bière.

On s'exposerait du reste à de graves erreurs si l'on voulait estimer les conséquences funestes de l'abus des boissons alcooliques uniquement d'après le nombre de cas d'alcoolisme chronique observés dans les différents pays. Ainsi que nous le verrons par la suite, la question se complique de bien d'autres facteurs tant au point de vue hygiénique qu'au point de vue économique et social, et une lutte contre l'alcoolisme, qui n'aurait en vue que les manifestations directes des excès de boisson sur les individus, risquerait fort de rester stérile. C'est pourquoi, tout en reconnaissant l'importance de la pureté des boissons alcooliques et la nécessité de ne livrer à la consommation que des alcools suffisamment rectifiés, nous sommes convaincus que ce n'est pas sur ce point unique que doit se concentrer l'effort, mais qu'il est avant tout urgent de chercher par tous les moyens possibles à restreindre la consommation des boissons alcooliques en général et spécialement des eaux-de-vie et des liqueurs.

Dans l'examen des effets de l'abus des boissons alcooliques on doit distinguer les effets directs, c'est-à-dire les troubles résultant de cet abus pour la santé des buveurs, et les conséquences indirectes, résultant pour la société du vice d'un certain nombre de ses membres.

Il serait banal de vouloir reproduire ici le type clinique connu depuis Magnus Huss sous le nom d'alcoolisme chronique, surtout après les descriptions magistrales que nous ont données de ce syndrome Lancereaux (21) et ses élèves. Qui ne connaît les manifestations de ce travail de désagrégation organique s'accomplissant lentement dans les corps saturés d'alcool, n'épargnant aucun organe, aucune fonction! Depuis les troubles les plus légers des fonctions digestives, la dyspepsie et la pituite des buveurs, jusqu'aux altérations les plus graves du système nerveux avec accès convulsifs, paralysie ou démence, partout on retrouve la trace terrible des ravages exercés par le toxique.

Il existe cependant un certain nombre de points de la pathogénèse de l'alcoolisme, sur lesquels l'accord entre les auteurs n'est pas encore parfait, et qui méritent une courte mention. Lancereaux considère par exemple la névrite multiple des extrémités, avec paralysie symétrique, tendance à la généralisation, perte de la contractibilité électro-musculaire, absence de contracture, comme un signe distinctif de l'absinthisme chronique, ne se rencontrant ni chez les buveurs d'alcool, ni chez les buveurs de vin. Cette opinion dans sa forme absolue est en opposition avec les observations des auteurs allemands, de Strumpell (22) en particulier. La consommation des alcools à essences est en Allemagne insignifiante, et cependant la paralysie alcoolique n'y est pas rare; Stumpell l'a même observée assez fréquemment chez des buveurs de bière. De même le délire tremblant, si fréquent chez les alcooliques et les buveurs de vin, atteint aussi, plus rarement il est vrai, les buveurs de bière. L'affection caractéristique du buveur de bière, c'est la dilatation et l'hypertrophie cardiaques, qui, ainsi que Bollinger et Bauer (23) l'ont constaté dans un grand nombre de cas, atteint parfois des proportions telles qu'elle suffit à elle seule à causer la mort par asystolie.

La cirrhose du foie, cette lésion classique de l'alcoolisme, que d'après Lancereaux on a considérée à tort comme une conséquence de l'abus des liqueurs fortes, se rencontrerait, suivant cet auteur, surtout chez les buveurs de vin et serait due probablement à certaines manipulations spéciales que subit le vin avant d'être livré à la consommation, en particulier au plâtrage. La cirrhose atrophique de Laëmec, le foie clouté des Anglais, ne se rencontre guère à l'état de pureté que dans les îles Britanniques. Lancereaux, qui est revenu tout dernièrement encore sur cette question pathogénique [1], attribue au bisulfate de potasse les transformations cirrhotiques du foie. Cette opinion n'est pourtant pas conforme à celle de la plupart des auteurs allemands, de Strumpell, entre autres qui sont, par contre, d'accord pour attribuer la cirrhose du foie à l'abus de l'eau-de-vie et des liqueurs, cette lésion étant fréquente dans les régions où l'eau-de-vie forme la boisson principale des classes laborieuses, tandis qu'on la rencontre rarement dans les pays où le peuple boit surtout de la bière. Quant à l'artério-sclérose généralisée, considérée jusqu'à présent par la majorité des auteurs classiques comme une lésion d'origine essentiellement alcoolique, Lancereaux fait remarquer avec raison qu'elle n'est pas plus fréquente chez les buveurs que chez les gens sobres, et qu'on rencontre nombre de cas d'alcoolisme invétéré ne présentant pas trace d'artério-sclérose.

A côté de ces effets manifestes et universellement reconnus de l'abus des spiritueux, il existe une autre forme d'alcoolisme, infiniment plus répandue et d'autant plus dangereuse qu'elle ne se manifeste pas directement par des symptômes nettement caractérisés. Tout en reconnaissant l'innocuité d'un usage vraiment modéré des boissons fermentées, il nous paraît hors de doute que ce que de nos jours on entend généralement par usage modéré, dépasse notablement la limite de tolérance de l'organisme humain pour l'alcool. Un adulte consommant régulièrement un demi-litre de vin à chacun de ses repas, absorbe déjà de ce fait environ 100 grammes d'alcool. Si l'on y ajoute un apéritif avant le dîner, un petit verre après le repas, plus un ou deux verres de bière dans le courant de la journée, consommation, qui, d'après les idées généralement admises, n'aurait rien d'exagéré, on arrive à une dose quotidienne d'environ 150 grammes d'alcool, quantité que la moindre occasion peut faire monter à 200 ou 300 grammes. D'après Lancereaux, une ration journalière de deux à trois litres de vin, soit 200 à 300 grammes d'alcool, ne serait pas rare chez les ouvriers parisiens, et dans

1. *Acad. de Médecine*, 7 oct. 1897.

les campagnes, surtout dans les pays de vignobles, la consommation moyenne est encore plus forte. Prise en une seule fois, cette quantité provoquerait régulièrement un état d'ivresse plus ou moins prononcé, aussi peut-on, à bon droit, se demander s'il suffit de fractionner la dose dans l'espace d'une journée pour préserver l'organisme de tout effet nuisible.

Les manifestations de cette fausse modération, que l'on pourrait peut-être qualifier d'*alcoolisme latent*, sont peu appréciables chez des individus bien portants. Rien dans leur état physique ou mental ne permet de soupçonner l'existence d'un trouble organique quelconque, mais il suffit qu'ils soient atteints par la maladie, pour que les effets de l'alcool se traduisent nettement par une diminution de la force de résistance et une plus grande vulnérabilité de l'organisme.

Il est actuellement généralement reconnu que l'alcoolisme ouvre les portes à la tuberculose et les relévés statistiques de Ogle (24) sur les causes de la mortalité en Angleterre présentent un tableau effrayant des ravages de la tuberculose parmi les individus, tels que cafetiers, restaurateurs, brasseurs, garçons de café, tonneliers, etc., chez lesquels l'abus des boissons alcooliques est pour ainsi dire un vice professionnel. Pendant les années 1880 à 1882 la mortalité moyenne s'est élevée en Angleterre et dans le pays de Galles à 1000 cas pour 64 641 mâles, âgés de vingt-cinq à soixante-cinq ans, la phtisie seule donnant une moyenne annuelle de 220 morts. Mais tandis que la mortalité par phtisie pulmonaire chez les fermiers, agriculteurs, jardiniers et pêcheurs ne dépasse pas 100 à 120 cas par an, elle atteint pour les brasseurs et les marchands de vin le taux énorme de 334 et 295. Seuls les tailleurs de limes et couteliers, les mineurs de Cornwalls, les cochers de fiacre et d'omnibus, les potiers et les marchands des quatre saisons, placés par leur profession même dans des conditions hygiéniques particulièrement défavorables, accusent une mortalité par phtisie encore plus forte.

Le peu de résistance des alcooliques atteints de maladies infectieuses est un fait banal, connu de tous les médecins. La pneumonie est une maladie particulièrement grave pour un individu en puissance d'alcool, et dans les cas les plus légers en apparence, on voit tout à coup surgir l'asystolie, qui emporte le malade. L'insuffisance cardiaque se retrouve au même degré chez les alcooliques atteints de fièvre typhoïde ou d'érysipèle, et les dernières épidémies de choléra, entre autres celle de Hambourg, ont démontré dans quelle proportion considérable les alcooliques succombent à l'infection.

Ce n'est pas seulement une fois que l'alcoolique est terrassé par la maladie que la diminution de la résistance organique se manifeste, mais en thèse générale, il offre plus de prise à la maladie, il est plus souvent malade et guérit moins vite que l'individu normal, ainsi qu'il ressort clairement de l'expérience des sociétés anglaises d'assurance mutuelle contre la maladie (25). De 1884 à 1889 les trois caisses de malades M. U. Exp. Rural Towns and City distr., Mutual Experience Rural distr. et Foresters ont eu en l'espace de cinq ans 26,2, 24,7 et 27,6, en moyenne 26,2 semaines de maladie par assuré, tandis que la caisse Sons of Temperance, qui ne reçoit que des abstinents, n'a eu dans le même laps de temps que 7,48 semaines de maladie par tête.

D'après les statistiques dont nous disposons actuellement, il est difficile de se faire une idée de l'influence de l'alcoolisme sur la mortalité générale; cependant les relevés du bureau fédéral suisse de statistique (26) pour 1891 à 1894 sur les causes de la mortalité dans les 15 plus grandes villes de la Suisse formant ensemble une population de 560 000 âmes, font entrer l'alcoolisme pour une proportion de 10,7 à 11,2 pour cent dans la mortalité générale des individus âgés de plus de vingt ans, suivant ainsi de près la tuberculose. La statistique anglaise citée plus haut peut également donner une idée de l'influence de l'abus des boissons alcooliques sur la mortalité. La moyenne de la mortalité générale pour 64 641 mâles âgés de vingt-cinq à soixante-cinq ans atteint, d'après les relevés de Ogle, 1000 morts par an. Le taux de la mortalité pour les différentes professions s'élève pour les ecclésiastiques à 556, les jardiniers à 599, les agriculteurs à 631; pour les brasseurs, par contre, à 1361, les cafetiers et restaurateurs à 1521, et les garçons d'hôtel et de café à 2205. Ces résultats concordent avec ceux de certaines sociétés anglaises d'assurances sur la vie, qui, depuis nombre d'années, établissent une distinction entre leurs assurés abstinents et leurs autres clients (27). C'est ainsi que la United Kingdom Temperance and general Provident Institution a constaté dans les 25 années de 1866 à 1890, 3386 cas de mort sur 4926 cas prévus dans sa section de tempérance, soit 68,7 p. 100, tandis que la section générale donnait 7037 morts sur 7276 cas prévus, soit 96,6 p. 100, ce qui représente une proportion de 27,9 p. 100 à l'avantage des abstinents.

Ce résultat a été exploité par nombre d'auteurs pour démontrer l'effet nuisible de l'usage modéré des boissons alcooliques. Cette conclusion nous paraît cependant excessive. Les sociétés d'assurances refusent, il est vrai, les candidats dont l'alcoolisme est notoire, mais parmi les assurés se trouvent nombre d'individus, qui, sans être précisément des alcooliques, absorbent des quantités d'alcool suffisantes pour nuire à leur santé. A première vue ils jouissent d'une santé parfaite, soignent régulièrement leurs affaires, et seraient pour la plupart très surpris de s'entendre appliquer l'épithète d'alcooliques. Ce sont là précisément ces alcooliques latents dont nous avons parlé plus haut, chez lesquels l'alcoolisme ne se manifeste, la plupart du temps, que par une diminution de la résistance vitale et de la longévité. Si donc les statistiques des sociétés d'assurances anglaises ne donnent pas, à notre avis, la preuve irréfutable de l'influence nocive de l'usage modéré des boissons alcooliques au sens le plus strict de ce mot, elles nous paraissent, par contre, fournir une démonstration éclatante du mal résultant pour la société et les individus de l'usage excessif de ces boissons, admis et encouragé par les habitudes sociales actuelles.

S'il est pour ainsi dire impossible d'exprimer en chiffres la part de l'alcool comme facteur de morbidité générale, il est un groupe d'affections où depuis des années le rôle de l'alcool a été recherché avec un soin particulièrement minutieux : ce sont les maladies mentales. Actuellement nous sommes en possession de nombreux documents établissant avec certitude l'influence considérable de l'abus de l'alcool sur la fréquence de l'aliénation mentale. Le plus important et le plus instructif de tous ces travaux est incontestablement la remarquable enquête de Claude (28) sur l'aliénation mentale dans ses rapports avec l'alcoolisme en France pendant les années 1861 à 1885. Sur 80 593 aliénés mâles internés pendant cette période de vingt-cinq ans dans les asiles publics, 16 932, soit 21 p. 100, étaient atteints d'alcoolisme ou devaient leur aliénation à l'alcoolisme, et sur 66 772 femmes, l'intempérance avait dans 3356 cas, soit 5 p. 100, provoqué les troubles mentaux. D'après les relevés de Magnan (29), le bureau d'admission de Sainte-Anne a reçu sur un total de 3740 entrées (2072 hommes et 1668 femmes), 875 alcooliques (624 hommes et 151 femmes), soit 30,11 p. 100 chez les hommes et 9,05 p. 100 chez les femmes. Si l'on tient compte, en outre, dit Magnan, des malades qui, atteints de diverses affections mentales, restaient calmes chez eux, s'occupaient même jusqu'au jour où, à la suite d'abus de boisson, ils ont été pris de l'excitation qui les a fait conduire à l'asile, la proportion se trouve sensiblement augmentée. Ces aliénés avec appoint alcoolique se sont élevés, en effet, au chiffre de 229 (166 hommes et 63 femmes), de telle sorte que l'on peut dire que l'alcool a ouvert la porte des asiles aux hommes dans la proportion de 38,12 p. 100 et aux femmes dans la proportion de 12,81 p. 100. En Angleterre, on estime de 15 à 20 p. 100 la proportion des aliénés dont l'affection doit être attribuée à l'alcoolisme. De même on a constaté en Prusse (30) sur 32 068 aliénés internés dans les asiles, de 1886 à 1888, 3531 malades, soit 11 p. 100 atteints de délire alcoolique. Sur 12 288 malades, chez lesquels il a été possible de déterminer les causes de l'affection, 2836, soit 23 p. 100, devaient leur état à l'alcoolisme. Dans certaines villes, le nombre des aliénés alcooliques atteint des proportions effrayantes. Ainsi Siemerling a constaté 2260 alcooliques à l'asile des aliénés de la Charité de Berlin sur 4784 admissions de 1888 à 1890, soit une proportion de 47,4 p. 100. D'après les relevés de Fetscherin (31), la proportion des aliénés alcooliques en Suisse pendant la période de 1877 à 1881 atteint 21,3 p. 100 des hommes et 2,8 p. 100 des femmes, sans distinction de sexe 12, 54 p. 100.

Tous ces chiffres ne peuvent être acceptés sans réserve. L'alcoolisme n'est pas une affection à caractères précis et franchement délimités et tel malade considéré par un médecin comme alcoolique ne le sera pas par un autre. En outre, il serait exagéré de faire dépendre dans tous les cas l'aliénation mentale de l'alcoolisme; le rapport inverse, où l'intempérance peut être considérée comme le résultat des troubles primaires de l'équilibre mental, s'observant aussi fréquemment. Cependant en tenant compte de ces réserves, on peut toujours estimer à 15 à 20 p. 100 le nombre des aliénés victimes de l'alcoolisme.

Les ravages de l'alcoolisme sur la santé des individus suffiraient à eux seuls pour nous convaincre de la nécessité de la lutte engagée contre ce fléau plus meurtrier que les épidémies les plus graves et les guerres les plus sanglantes et n'ayant d'égal que la tuberculose dans cette œuvre de destruction et de mort. Et pourtant ces effets directs de l'alcool sur les buveurs sont relativement peu de chose comparés aux conséquences désastreuses de l'intempérance pour la société en général. La loi de fer de l'hérédité, qui transmet aux enfants les qualités et les défauts organiques des parents, pèse brutale et terrible sur la progéniture des buveurs. Sous l'empire de l'alcoolisme nous assistons à la disparition rapide de peuplades entières autrefois fortes et prospères, et dans nos pays de l'Europe civilisée on peut sans peine reconnaître les effets de l'alcoolisme héréditaire à la déchéance physique et morale des populations adonnées à l'alcool. Cette question, soulevée par Magnus Huss, a été reprise depuis par nombre d'auteurs. Aux travaux de H. Martin (32), Grenier (33), sont venus s'ajouter dans ces dernières années les observations de Demme (34) et le travail remarquable de Legrain (35). Demme a suivi pendant douze ans 10 familles de buveurs et 10 familles ne faisant qu'un usage modéré de boissons alcooliques. Ces dernières ont eu en tout 61 enfants, dont 5 sont morts de faiblesse congénitale, 4 ont souffert d'affections du système nerveux sans gravité, 2 ont présenté des malformations congénitales, tandis que 50, soit 82 p. 100, se sont développés normalement. Des 57 enfants issus des familles de buveurs, 25 sont morts de faiblesse congénitale, et parmi les survivants on a constaté 6 idiots, 5 cas d'arrêt de développement physique, 5 cas d'épilepsie infantile, 1 cas de chorée chronique et 5 cas affectés de malformations congénitales; dans 10 cas seulement, soit 17 p. 100, le développement s'est opéré normalement.

Legrain a pu suivre en tout 215 familles de buveurs et rechercher les stigmates de déchéance alcoolique jusque dans la seconde et la troisième génération. Les effets de l'alcoolisme dans ces 215 familles se traduisent à la première génération par 508 individus affectés de tares héréditaires. Ces tares se présentent soit sous forme de stigmates physiques, soit par de la dégénérescence intellectuelle ou morale. Parmi les manifestations de la première catégorie, Legrain note les malformations craniennes, l'asymétrie cranio-faciale, le strabisme, la surdité, la surdimutité, la cécité congénitale, la blésité, les anomalies dentaires, les paralysies partielles, les malformations de la colonne vertébrale. Ces stigmates ont été relevés dans 29 familles sur un assez grand nombre de représentants. Dans d'autres cas, l'influence de l'alcoolisme des ascendants se manifeste par une altération de la santé générale et par un abaissement du taux des résistances organiques. Dans 196 cas, Legrain a constaté de la dégénérescence psychique se manifestant sous forme de déséquilibration simple, nervosisme, émotivité, névropathie (63 cas), de débilité mentale (88 cas), de folie morale (32 cas), d'impulsions dangereuses (13 cas). Dans ces cas-là, l'intelligence est souvent peu frappée; nombre de dégénérés restent intelligents malgré leur déséquilibration, et le nombre des idiots et des imbéciles est relativement restreint. Le nombre des cas d'aliénation mentale proprement dite est, par contre, considérable : 106 cas dans 215 familles. Legrain a noté en outre 52 fois de l'épilepsie, 16 fois de l'hystéro-épilepsie, 3 fois de la chorée et 39 fois de l'éclampsie infantile.

Dans 98 observations sur l'hérédo-alcoolisme à la seconde génération on trouve 294 unités atteintes par le mal: La dégradation mentale est ici notablement plus avancée; le nombre des arriérés, des faibles d'esprit, des imbéciles et des idiots a considérablement augmenté, et 54 familles fournissent des sujets appartenant à cette catégorie. Dans 23 familles on trouve de la folie morale, et sur 33 familles, dans lesquelles la seconde génération est parvenue à l'âge adulte, 23 possèdent des membres atteints d'aliénation mentale. Dans 40 familles on trouve de l'épilepsie, des convulsions dans 42 et dans 14 de la méningite. Un caractère particulier de l'hérédo-alcoolisme est le goût prononcé pour les liqueurs fortes que manifestent les descendants des buveurs. Fréquente déjà à la première génération, l'ivrognerie héréditaire est presque fatale chez les représentants de la seconde génération ayant atteint l'adolescence.

7 familles seulement ont pu être suivies jusqu'à la troisième génération. Les 17 enfants appartenant à ces 7 familles sont tous faibles d'esprit, imbéciles ou idiots; 2 sont en outre atteints de folie morale, 2 d'hystérie, 2 d'épilepsie, 4 ont eu des convulsions infantiles, 1 de la méningite et 3 sont scrofuleux ou profondément débilités. Si l'on ajoute à ce bilan, d'après lequel, dans 215 familles 814 unités ont subi l'influence héréditaire, 174 cas de mortinatalité ou de mortalité précoce, on peut se faire une idée de l'importance de l'alcoolisme quant au développement physique et intellectuel de la race.

La déchéance physique de la race se manifeste d'une façon sensible dans les résultats du recrutement militaire. L'insuffisance du recrutement dans les régions adonnées à l'alcoolisme a été signalée il y a un certain nombre d'années par le Dr Rotureau (36), puis confirmée par Claude (37) et relevée de même à différentes reprises dans les rapports du département militaire fédéral sur le recrutement en Suisse (38).

Les considérations qui précèdent suffisent amplement pour nous imposer, comme médecins, le devoir d'intervenir énergiquement dans la lutte contre la peste de l'alcool, mais en notre qualité de citoyens cette obligation nous apparaît plus impérieuse encore, si nous ajoutons aux ravages physiques les conséquences économiques et sociales de l'alcoolisme.

Le rapport existant entre l'abus des boissons spiritueuses et la criminalité est aujourd'hui admis par tout le monde. D'innombrables observations dans tous les pays en ont démontré l'existence avec une telle évidence, que l'on peut dire d'une manière générale que partout où l'ivrognerie est en progrès le nombre des crimes et délits augmente d'année en année. Cette constatation n'a rien qui puisse nous étonner. L'homme en puissance d'alcool a perdu tout empire sur lui-même; c'est un impulsif, qui délivré des entraves de la réflexion et de la conscience est dominé par la passion, et le motif le plus futile suffit dans nombre de cas à le porter à des actes qu'il n'eût jamais commis dans son état normal. Toutes les qualités morales disparaissent successivement chez le buveur d'habitude; il perd peu à peu tout sentiment d'honneur, de devoir, de convenance et de bonnes mœurs, jusqu'à la notion même du droit et de la loi. Comment s'étonner alors si dans ces conditions l'ivrogne devient un mendiant, un vagabond et enfin un voleur; il a perdu l'énergie et le goût du travail, et pour satisfaire sa funeste passion tous les moyens lui sont bons.

L'influence de l'alcoolisme sur la fréquence des crimes et délits ressort d'une façon évidente des constatations de Marambat (39) à la prison de Sainte-Pélagie. Sur un chiffre total de 2932 détenus, Marambat a trouvé 2109 victimes de l'intempérance, soit 72 p. 100. Sur 1898 individus condamnés pour vol, recel, abus de confiance, escroquerie, etc., 1346, soit 70 p. 100, étaient alcooliques. La proportion est encore plus forte parmi les condamnés pour coups et blessures, homicide involontaire, violences, voies de fait, etc. : sur 415 condamnations, 366, soit 88,2 p. 100, concernent des alcooliques. Sur 308 cas de réclusion pour viol, attentat à la pudeur, excitation à la débauche, adultère, avortement, 165, soit 53,6 p. 100, concernent des alcooliques. Dans les cas de rupture de ban, mendicité, vagabondage, l'alcoolisme entre dans 79,4 p. 100 des cas en ligne de compte, soit 216 cas pour un total de 272. De même plus de la moitié des cas d'assassinat, meurtre, tentative de meurtre et incendie volontaire ont été commis par des alcooliques. Dans son remarquable rapport sur les conséquences de la consommation de l'alcool en France, Claude (40) constate que les départements consommant le plus d'eau-de-vie sont ceux qui ont fourni dans les années 1881 à 1885 le plus grand nombre de condamnations pour crimes et délits, en même temps que le plus fort contingent de poursuites pour ivresse publique. D'après une enquête faite en 1876 dans 120 maisons de correction disséminées sur tout le territoire de l'empire allemand et comprenant 32 837 détenus, Baer (41) a constaté l'alcoolisme chez 13 706, soit 41,7 p. 100. Parmi les hommes, 53,6 p. 100 étaient des buveurs d'occasion et 46,4 p. 100 des buveurs d'habitude. Chez les femmes le nombre des buveurs d'occasion s'élevait à 39 p. 100 et celui des buveurs d'habitude à 61 p. 100. Baer appuie spécialement sur la prépondérance de l'alcoolisme d'occasion dans la perpétration des crimes et délits. D'après leur nature, ce sont surtout les attentats sur l'individu, coups et blessures, meurtre, homicide, viol, dans lesquels le rôle de l'alcoolisme est le plus manifeste. La même constatation a été faite en Autriche, où sur 2742 condamnations pour meurtre et homicide pendant les années 1876 à 1880, 978, soit 35,7 p. 100, concernaient des individus ayant déjà été punis pour ivrognerie. La proportion des alcooliques détenus dans les pénitenciers cantonaux en Suisse, s'élevait d'après les constatations du conseil fédéral (42) en 1884 à 40 p. 100 (43 p. 100 des hommes et 23 p. 100 des femmes). Sur 83 condammations prononcées par le tribunal correctionnel de Bâle en 1877 pour meurtre, homicide, coups et blessures, l'acte ayant provoqué la condamnation avait dans 36 cas été commis au cabaret même ou dans ses environs immédiats, et une forte proportion des cas restants était due à des actes commis en état d'ivresse.

La fréquence des crimes et délits, le samedi, le dimanche et le lundi, c'est-à-dire aux jours de la semaine où la consommation de l'alcool est la plus forte, ressort d'une manière frappante des relevés de Lang (43). Sur

141 affaires pour coups et blessures traitées en 1891 par le tribunal correctionnel de Zurich, 18 avaient été commises un samedi, 60 un dimanche, 22 un lundi, tandis que pour le reste de la semaine 12 seulement se rapportaient à des actes commis pendant la journée, et 25 pendant la nuit et à l'auberge.

Ces chiffres démontrent à l'évidence le rapport existant entre l'alcoolisme et la criminalité. La contre-épreuve n'est pas moins concluante; c'est-à-dire que dans les pays comme la Suède et la Norvège, où l'alcoolisme est en décroissance, on a constaté une diminution sensible de la criminalité (44). Dans la période de 1830 à 1834 on a enregistré en Suède avec une consommation de 46 litres d'eau-de-vie par an et par tête, 59 cas de meurtre et d'homicide, 12 cas d'inceste et 2281 cas de vol: de 1875-1878, la consommation de l'eau-de-vie étant tombée à environ 11 litres, le nombre des cas de meurtre et d'homicide est descendu à 18, celui des cas d'inceste à 7 et de vol à 1871. La consommation de l'eau-de-vie s'élevait en Norvège en 1844 à 10 litres par tête et le nombre des crimes et délits de toute nature à 294 p. 100 000 habitants. En 1871, la consommation est tombée à 5 litres et le nombre des délits à 207 et en 1876 la consommation à 4 litres et les délits à 180. Une observation des plus frappantes est la diminution du nombre des crimes en Irlande dans les années 1838 à 1842. A cette époque, le père Mathew prêchait en Irlande la croisade contre l'alcoolisme et fondait l'Irish total Abstinence Association, qui, après deux ans d'existence, comptait déjà 1 800 000 membres. La consommation de l'alcool égale à 55 1/2 millions de litres de whisky en 1838 était descendue en 1841 à 25 1/2 millions de litres. Pendant cette période de cinq ans le nombre des crimes comparé à la période quinquennale précédente est tombé de 64 520 à 47 027 et le nombre des exécutions capitales de 59 à 1.

Tout le monde est aujourd'hui d'accord pour reconnaître les liens étroits unissant l'alcoolisme et la misère, bien qu'il soit souvent difficile de distinguer les cas dans lesquels l'alcoolisme a engendré le paupérisme, de ceux où la misère a poussé les individus au cabaret et à l'ivrognerie. S'il est hors de doute que nombre d'alcooliques autrefois bons ouvriers, gagnant largement de quoi subvenir à leurs besoins et à ceux de leur famille, entraînés peu à peu soit par de mauvais exemples, soit par des circonstances malheureuses sur la pente funeste, ne doivent qu'à leur vice le dénuement dans lequel ils se trouvent, il n'en est pas moins certain que le paupérisme avec toutes ses conséquences, alimentation insuffisante, habitations malsaines, désordre et malpropreté du ménage, pousse d'une façon presque irrésistible les hommes au cabaret, où ils trouvent, momentanément du moins, l'oubli de leurs maux et de leurs misères.

Il n'est presque pas possible d'établir par des chiffres jusqu'à quel point ce facteur pèse sur la société moderne et entrave son évolution normale. On peut cependant se rendre compte, très imparfaitement il est vrai, de son importance par les rapports de l'Assistance publique dans les différents pays. C'est ainsi que l'on comptait en Angleterre (45), au 1er janvier 1888, 831 353 assistés, soit environ 1 nécessiteux sur 34 habitants. Les frais d'assistance se sont élevés en 1887 à 8 176 768 livres, soit à plus de 204 millions de francs. Si l'estimation des directeurs des maisons de refuge anglaises est exacte, d'après laquelle 60 à 75 p. 100 des nécessiteux recueillis devraient leur misère à l'ivrognerie, on peut se rendre compte de la perte sèche résultant chaque année de ce seul fait pour la fortune publique. Sur 88 665 nécessiteux secourus officiellement aux États-Unis pendant l'année 1880, 21 279, soit 24 p. 100, étaient alcooliques. En Suisse, la proportion des assistés devant leur situation à l'alcoolisme varie d'après les rapports officiels dans les différents cantons de 8,7 à 14 p. 100.

Il n'est pas nécessaire de faire remarquer que ces chiffres ne peuvent en aucune manière nous renseigner sur l'état de choses tel qu'il existe en réalité. Ils varient d'un pays à l'autre dans des proportions considérables. C'est ainsi qu'en Allemagne on estime à 2 à 3 p. 100 la proportion des assistés, réduits à la misère directement ou indirectement par l'alcoolisme, tandis qu'en Angleterre la proportion serait de 60 p. 100. Ces écarts sont évidemment moins le fait de différences effectives dans les causes du paupérisme, que des dispositions législatives spéciales à chaque État, de l'organisation du service de l'assistance publique et surtout des ressources dont elle dispose. Ces chiffres ne tiennent en outre aucun compte de l'assistance privée, qui contribue cependant pour une large part aux sacrifices imposés par le paupérisme. Ils ne découvrent enfin que le côté matériel de la détresse engendrée par l'alcoolisme et laissent complètement dans l'ombre le côté moral de la question. Le foyer domestique ravagé, les souffrances et les larmes de la mère de famille, les enfants abandonnés, n'existent pas pour la statistique. Et cependant c'est là surtout, dans la famille de l'ivrogne, qu'il faut chercher le mal dont souffre la société. Qu'adviendra-t-il d'enfants moralement délaissés, ayant constamment un mauvais exemple sous les yeux? Qui leur enseignera l'amour du devoir, du travail et des bonnes mœurs, quand le père, le premier, néglige le plus sacré de ses devoirs, le soin de sa famille, pour dépenser au cabaret le pain quotidien de ses enfants? Doit-on s'étonner de voir les garçons tourner de bonne heure au vagabondage et au crime, et les filles devenir, presque encore enfants, la proie de la débauche et de la prostitution?

Cette influence funeste de l'ivrognerie des parents sur le développement moral des enfants ressort d'une manière évidente des statistiques des maisons de correction pour détenus mineurs. En Suisse (46), on estime de 45 à 50 p. 100 la proportion des pensionnaires de ces établissements descendant de parents adonnés à l'alcoolisme. Sur 284 enfants abandonnés, internés en 1877 dans la maison de discipline de Chicago, on a constaté l'ivrognerie du père dans 205 cas et dans 147 l'ivrognerie de père et mère. Sur 615 enfants, presque tous au-dessous de 10 ans, observés en 1877 dans les refuges de l'État de New-York, 329 avaient un père et 115 une mère alcoolique.

Ces chiffres se passent de commentaires. La statistique est, il est vrai, souvent un oracle auquel on fait dire facilement ce que l'on désire. Dans le cas particulier cependant, ses conclusions nous paraissent offrir toutes les garanties d'exactitude et de sécurité désirables. Le grand nombre d'observations faites dans plusieurs pays, à différentes époques et par plusieurs observateurs, aboutissant malgré tout régulièrement au même résultat, nous paraît éliminer suffisamment un effet du hasard.

L'exposé sommaire qui précède est aussi nécessairement bien incomplet. Ce n'est pas en quelques pages que l'on peut retracer les conséquences multiples directes et indirectes de l'alcoolisme. Cette étude du reste serait superflue après les travaux remarquables de Lunier, de Claude et surtout ceux de Baer, qui a cherché à réunir autant que possible les matériaux statistiques des différents pays civilisés sur les causes et les effets de l'abus des spiritueux. Nous n'avons eu ici pour objectif que de reproduire quelques exemples frappants, donnant une idée de la nature et de l'étendue du mal, suffisante pour démontrer la nécessité d'une intervention énergique et générale.

II

LES REMÈDES DE L'ALCOOLISME

Suivant l'objectif visé spécialement par leurs auteurs les nombreux moyens proposés pour arrêter les progrès de l'alcoolisme sont de deux ordres différents. Les uns ont spécialement en vue la guérison des buveurs et la protection de la société contre les inconvénients et les dangers de l'ivrognerie, les autres, par contre, ont pour but la prophylaxie de l'alcoolisme et la diminution de la consommation des spiritueux.

Le temps n'est pas bien éloigné où l'on se figurait encore pouvoir triompher de l'ivrognerie par des mesures pénales. On a dû cependant reconnaître bientôt que les amendes, l'emprisonnement même, n'avaient aucune prise sur le buveur et que, sa peine subie, il recommençait de plus belle. Peu à peu on en est cependant arrivé à considérer l'ivrogne pour ce qu'il est réellement, un malade, un dégénéré, ayant comme tout autre malade besoin d'un traitement suivi et rationnel pour guérir de son mal. Ce point de vue proclamé pour la première fois aux États-Unis au commencement de ce siècle par le Dr Benjamin Rush, n'a, sauf quelques rares exceptions, trouvé à l'origine aucun écho. Ce n'est que lentement que l'idée nouvelle fit son chemin, et qu'on en vint à reconnaître la nécessité de recueillir les épaves de l'alcoolisme sans abri, sans moyens d'existence. En 1851 se fondait à Lintorf le premier asile de buveurs dû à l'initiative du pasteur Engelbert de Duisburg. Cet exemple fut suivi bientôt après en Écosse, aux États-Unis et en Suisse, et actuellement la question des asiles pour buveurs est à l'ordre du jour dans presque tous les pays civilisés. Ces établissements étaient à l'origine simplement des refuges fondés par des philanthropes dans un esprit de charité, mais les résultats remarquables constatés chez nombre de buveurs après un séjour prolongé dans ces asiles, où non seulement ils recouvraient la santé, mais aussi le goût du travail, transformèrent peu à peu le caractère primitif des asiles de buveurs pour en faire de véritables institutions pour le traitement et la guérison de l'ivrognerie. Ce résultat est dû pour une bonne part à l'énergie et à l'activité infatigable de Forel, qui a puissamment contribué à propager dans le monde médical l'idée d'un traitement rationnel des ivrognes dans des asiles spéciaux. C'est à lui aussi que l'on doit la fondation de l'asile d'Ellikon, qui actuellement peut être considéré comme un modèle de ce genre (47). L'établissement situé en pleine campagne, loin de tout centre populeux, forme une espèce de colonie agricole, sous la direction d'un « père de famille » (Hausvater), qui cumule à la fois les fonctions d'administrateur, de chef de l'exploitation agricole et d'éducateur de ses pensionnaires. Ceux-ci, au nombre d'environ 30 à 40, forment une famille vivant en commun d'une vie simple et fortifiante, se soutenant et s'encourageant mutuellement sous la surveillance vigilante du Hausvater. Le principe fondamental du traitement est l'abstinence absolue de toute boisson alcoolique. On exige en outre de chaque pensionnaire un travail régulier. Or l'expérience a démontré que c'est au travail corporel que l'on doit dans ce cas donner la préférence; aussi les pensionnaires partagent-ils leur temps entre les travaux des champs et les ateliers, où chacun trouve à s'occuper suivant son métier. L'ivrogne entre à l'asile de son plein gré; il s'engage volontairement à y rester un temps déterminé, mais s'il veut s'en aller avant l'expiration de son temps personne n'a le droit de le retenir. C'est, comme on le voit, le système de la liberté complète, et cependant, malgré cela, les résultats obtenus à Ellikon sont des plus encourageants. De 1889 à 1893, 190 malades traités à Ellikon ont quitté l'établissement; sur ce nombre 75 sont restés abstinents, 45 se sont remis à boire mais sans abuser, 41 ont eu une rechute et 25 ont disparu sans donner de nouvelles, ce qui représente 65, 3 p. 100 de succès et 34, 7 p. 100 d'insuccès, Les mêmes résultats ont été obtenus aux États-Unis, où l'on compte actuellement plus de trente asiles de buveurs. Sur 3000 cas traités, Crothers estime le nombre des guérisons 5 à 8 ans après la sortie de l'asile à environ 40 p. 100. De même en Angleterre, où, à côté de 7 asiles concessionnés officiellement, on comptait 22 institutions privées non concessionnées. Le plus grand et le mieux organisé de ces établissements, Dalrymple-House à Rickmansworth, a traité, jusqu'au 31 décembre 1891, 266 malades, dont 85 sont sortis guéris et 21 améliorés. A côté de l'internement volontaire, tel qu'il existe en Suisse et en Angleterre, les États-Unis ont reconnu le principe de l'internement d'office, auquel il est procédé après jugement rendu sur la déclaration de deux médecins et de deux citoyens, constatant que le prévenu est, par suite de son intempérance, devenu incapable de gérer ses affaires, et que, livré à lui-même, il constitue un danger public.

La séquestration d'office nous paraît être le complément nécessaire de l'internement volontaire. Ainsi que le fait remarquer avec beaucoup de raison P. Sérieux, « il faut actuellement tout attendre de la sagesse et de l'énergie d'un malade dont l'intoxication alcoolique a précisément réduit la volonté à néant. Ceux-là seuls sont appelés à bénéficier des asiles spéciaux, chez lesquels l'alcool n'a pas encore détruit tout ressort, et qui ont la ferme intention de se guérir; ceux-là aussi qui, cette détermination une fois prise, ont assez d'énergie pour rester un temps suffisant à l'établissement. Mais les autres, la foule de ceux à qui manquent un appui, un conseil opportun, le pouvoir de se diriger, ceux-là, bien que conscients du péril, incapables sans l'aide d'autrui de s'y soustraire, restent à la porte de l'asile où nombre d'entre eux auraient trouvé le salut. »

Le canton de Saint-Gall a, sur le continent, pris le premier l'initiative de cette réforme importante, par une loi promulguée le 21 mai 1891, dans laquelle il reconnaît aux pouvoirs publics le droit d'intervenir et de faire séquestrer d'office les buveurs d'habitude (48). L'internement est prononcé par le conseil municipal soit d'office, soit à la requête des parents, du tuteur ou d'une instance quelconque, appuyée par un certificat médical constatant l'alcoolisme chronique et la nécessité d'un traitement spécial. Pour être exécutable la décision du conseil municipal doit être ratifiée par le conseil d'État du canton, qui lui-même possède la compétence d'ordonner l'internement d'office dans un cas urgent ou lorsque le conseil municipal s'y refuserait. Les frais de séjour dans l'établissement sont supportés par le malade ou par la caisse des pauvres; l'État y contribue dans les cas où cela est nécessaire et peut exceptionnellement accorder des secours à la famille du malade pendant la durée de l'internement. L'internement des buveurs dans des asiles spéciaux a trouvé en France dans les Drs Magnan (49) et Legrain (50) des partisans éloquents et convaincus; sur leur initiative le conseil général de la Seine a voté la création d'un asile spécial d'alcooliques pouvant contenir 500 hommes, et l'on a lieu d'espérer que le mouvement se généralisant, ce côté de la question de l'alcoolisme aura bientôt reçu partout une solution satisfaisante.

Le buveur, traité et guéri dans ces asiles, se trouve souvent au moment où il rentre dans la société dans une situation délicate et difficile, et sa conversion est fréquemment mise à une dure épreuve par la tentation qui le guette de tous côtés. L'habitude de l'abstinence contractée à l'asile ne sera vraiment efficace et la guérison définitive que si le malade une fois guéri persiste dans cette voie. « Qui a bu boira », dit un vieux dicton, et ce principe est si vrai, que tous les efforts des sociétés préconisant l'usage modéré des boissons alcooliques, n'ont eu, au point de vue de la guérison des buveurs, que des insuccès à enregistrer. Au premier verre succède bientôt le second, puis le troisième, au vin l'eau-de-vie, et au bout de peu de temps le buveur est retombé dans son vice. Mais l'abstinent isolé et livré à lui-même, ayant rompu avec ses anciennes relations de cabaret, subirait promptement l'influence pernicieuse de l'isolement et de l'ennui et serait exposé à succomber aux tentations et aux sarcasmes de ses camarades s'il ne trouvait quelque part un appui pour l'encourager et le fortifier. Ce n'est que dans l'exemple et le conctact fréquent avec d'autres abstinents, qu'il trouvera le courage et la force morale nécessaire pour résister. Aussi la société d'abstinence nous paraît-elle constituer en quelque sorte la base sur laquelle doit s'appuyer toute entreprise ayant en vue le sauvetage et la guérison des ivrognes.

Ainsi qu'il ressort des chiffres cités ci-dessus, le nombre de guérisons ou simplement d'améliorations obtenues dans les asiles de buveurs, ne dépasse pas en moyenne la moitié du nombre des internés; le traitement n'a sur les autres qu'un effet nul ou passager. La plaie sociale persiste donc, diminuée il est vrai, mais le grand nombre d'incorrigibles n'en constitue pas moins un inconvénient grave pour la société et un danger pour les familles. Pour ceux-ci il est évident que le principe de l'internement définitif dans un asile spécial d'alcooliques incurables constitue la seule mesure vraiment efficace pour les rendre inoffensifs. Il n'existe aucune raison sérieuse pour que ce principe, universellement reconnu à l'égard des aliénés incurables, ne trouve pas son application dans ce cas particulier. Mais il se passera encore longtemps et bien des efforts seront nécessaires avant que l'on ait reconnu que l'alcoolique incurable constitue pour la société un danger tout aussi grand que nombre d'aliénés ordinaires.

Quelques auteurs, en particulier le Dr Schmitz (51) au Congrès international de la Haye en 1893, ont préconisé l'interdiction, la déchéance civile comme mesure de répression à l'égard des ivrognes incorrigibles. On s'exposerait à une grave déception en attendant de ce moyen un résultat quelconque sur le mal lui-même; des mesures de cette nature n'ont pas plus de prise sur l'alcoolique invétéré que les mesures de répression pénales. Sa situation sociale lui est parfaitement indifférente et il trouvera toujours le moyen de satisfaire sa passion, qu'il jouisse ou non de ses droits de citoyen. Mais comme mesure de sauvegarde sociale, l'interdiction nous paraît appelée à rendre de grands services. Il est urgent de soustraire la famille du buveur à son influence pernicieuse, de donner aux enfants le soutien et la direction nécessaires qu'ils ne trouvent plus chez leur tuteur naturel, de façon à paralyser dans la mesure du possible par l'éducation les effets funestes de l'hérédité.

La cure de l'alcoolisme n'aurait pour effet que d'imposer à la société des charges nouvelles, sans grand profit pour elle, si nous ne cherchons pas en même temps à diminuer par des mesures prophylactiques énergiques le nombre des victimes de l'alcool. Les différents moyens proposés dans ce but diffèrent sensiblement suivant le point de vue auquel on se place. Les uns cherchent à restreindre directement la consommation en agissant par voie législative sur les conditions de production et de vente de l'alcool, les autres, par contre, s'appuyant sur les rapports étroits existant entre l'alcoolisme et le paupérisme, espèrent arriver au même résultat par une amélioration de la situation hygiénique et économique des classes laborieuses. Tandis que les remèdes proposés par ces derniers sont, pour la plupart du moins, du domaine de l'initiative privée, l'intervention officielle de l'État est, par contre, nécessaire dans tous les cas où l'on cherche à entraver directement la consommation par des mesures restrictives sur la production de la vente des spiritueux.

Parmi ces dernières nous distinguons quatre grands groupes principaux :

la prohibition absolue, l'impôt, le monopole et la législation sur les cabarets, que nous aurons à examiner sommairement l'un après l'autre.

On sera peut-être surpris de nous voir mentionner le principe de la prohibition parmi les mesures législatives destinées à arrêter les progrès de l'alcoolisme. Ce principe, originaire des États-Unis, qu'on connaissait à peine de nom, dans les États de l'Europe centrale, il y a une dizaine d'années, atteint si profondément nos traditions, nos habitudes, nos goûts, sans parler de l'intérêt des pays de vignobles et de l'agriculture en général, que l'on serait tenté de le passer sous silence, comme inapplicable dans nos contrées, si depuis quelques années le mouvement prohibitionniste n'avait pris pied chez nous et ne comptait actuellement en Europe de nombreux adhérents et d'ardents défenseurs. Les partisans de l'abstinence totale partent du point de vue que l'alcool sous toutes ses formes est un poison et que sa consommation à toutes les doses a toujours un effet fâcheux sur la santé, de sorte qu'il est nécessaire de combattre non seulement l'abus mais l'usage des boissons alcooliques. Pour eux la tempérance marque le premier pas dans la voie de l'alcoolisme, et comme ils estiment impossible de fixer une limite à la tempérance, ils trouvent plus simple d'empêcher ce premier pas. Tous les efforts tentés jusqu'à ce jour pour mettre obstacle à la marche envahissante du fléau constituent enfin pour les partisans de l'abstinence totale une preuve éclatante de l'impossibilité d'arriver à un résultat par la tempérance, et ils ne voient le salut que dans la fermeture des brasseries et distilleries et dans la destruction des vignobles.

Nous ne pouvons entreprendre ici de faire le procès de la prohibition; il est évident que l'interdiction absolue et définitive de produire et de vendre des boissons alcooliques constitue un remède radical dont on aurait mauvaise grâce de contester les chances de succès. Tout autre est la question de savoir si une mesure de ce genre est vraiment nécessaire et si l'urgence de son application a quelque chance d'être jamais reconnue par une majorité parlementaire. Nous laisserons de côté la question économique et les intérêts considérables lésés par le principe de la prohibition pour ne considérer ici que le point de vue hygiénique et social.

Si nous sommes tous d'accord pour reconnaître le danger résultant de l'usage immodéré des boissons alcooliques, le point de vue des partisans de l'abstinence totale nous paraît cependant singulièrement exagéré. Tous les arguments fournis jusqu'à ce jour pour démontrer les effets fâcheux de l'usage modéré des boissons fermentées ne résistent pas à une critique sérieuse, et il suffit d'ouvrir les yeux pour se convaincre qu'en réalité il n'en est rien. Les exemples de supériorité des abstinents sur les modérés cités si souvent à l'appui de cette thèse, n'autorisent pas à conclure d'une manière générale. Ils prouvent tout au plus que sous certaines conditions, sous les tropiques, dans les glaces des mers polaires, l'usage de l'alcool peut avoir des inconvénients, surtout si la dose quotidienne n'est pas réduite au strict nécessaire, ce qui n'est généralement pas le cas pour les rations de campagne des soldats et des matelots. Mais, abstraction faite de ces conditions exceptionnelles, je crois que nous sommes autorisés, en nous basant sur l'observation quotidienne de ce qui se passe autour de nous, à proclamer l'innocuité de l'usage modéré des boissons fermentées. Nous irons même plus loin, en disant que non seulement le vin, la bière, le cidre, pris en petites quantités, ne font pas de mal, mais qu'ils exercent souvent un effet salutaire, dû à l'action spécifique de l'alcool sur l'organisme.

Nous avons traité ailleurs (52) la question des effets physiologiques de l'alcool et de ses applications thérapeutiques, aussi nous bornerons-nous à résumer ici nos conclusions. L'alcool absorbé est détruit en très grande partie dans l'organisme; il constitue de la sorte pour celui-ci une source d'énergie analogue aux graisses et aux hydrates de carbone. L'expérience physiologique a démontré avec évidence que le préjugé actuellement encore très répandu dans le public, d'après lequel l'alcool serait doué de qualités nutritives spéciales et particulièrement aptes à reconstituer la vigueur musculaire, est dénué de tout fondement; la valeur alimentaire de l'alcool dépend uniquement de sa chaleur de combustion, et comme tel il tient le milieu entre les graisses et les hydrates de carbone. Son emploi comme aliment présente cependant de sérieux inconvénients. Au point de vue économique d'abord, sa valeur alimentaire est hors de proportion avec son prix. En prenant pour base la valeur nutritive des différents aliments, on peut estimer que le vin est un aliment environ trois fois plus cher que le lait et huit fois plus cher que le pain. Au point de vue de l'hygiène, il ne doit pas non plus être recommandé comme aliment, car les quantités nécessaires pour que sa valeur nutritive entre réellement en ligne de compte dépassent notablement la limite de tolérance de l'organisme humain. Mais si l'alcool ne peut être recommandé comme aliment ordinaire, on est obligé de lui reconnaître comme condiment des qualités précieuses. Arrosé d'un verre de vin, le repas le plus simple paraît meilleur, et l'on se dégoûte moins vite d'une alimentation fade et uniforme, ainsi qu'il ressort des constatations faites dans plusieurs pénitenciers et maisons de travail.

Sur le système nerveux l'alcool agit comme narcotique, et les symptômes d'excitation cérébrale que l'on observe fréquemment après des libations un peu copieuses ne sont, comme le fait remarquer judicieusement Bunge (53), que le résultat de la paralysie des appareils cérébraux inhibiteurs, ce qui fait que le buveur, délivré des entraves de la réflexion et de la critique, se laisse aller plus facilement aux élans de son caractère, réagit plus vivement aux impressions extérieures, donnant ainsi l'illusion d'un état d'excitation réel. Un examen attentif de la qualité des manifestations cérébrales sous l'empire de l'alcool permettra de reconnaître sans peine ses effets paralysants sur les fonctions psychiques. A un degré plus avancé de l'intoxication alcoolique, la paralysie cérébrale s'accuse de plus en plus; à l'excitation initiale succède une période dans laquelle le défaut d'association et l'incohérence des idées est manifeste; puis survient la paresse intellectuelle et enfin le sommeil. L'alcool agit donc, à n'en pas douter, sur la quantité et la qualité des productions intellectuelles, mais il est des cas où cette action, loin d'être nuisible, nous paraît bienfaisante et nécessaire. L'homme d'affaires, harassé de soucis, dans un état de tension d'esprit continuel, a besoin de temps en temps d'une détente qui lui procure le repos nécessaire. Une petite quantité d'alcool, prise en compagnie agréable, le débarrassera momentanément des soucis qui l'oppressent et changera le cours de ses idées. Les effets bien connus de l'alcool sur les relations sociales reposent précisément sur cette paralysie des centres inhibiteurs qui nous rend plus accessible, rapproche les distances entre des individus sans points de contact communs et dissipe de cette manière l'obstacle que, dans bien des cas, notre réserve naturelle apporterait à nos rapports de société. L'expérience de Nansen et de ses compagnons pendant leur long séjour dans les solitudes polaires est à cet égard des plus caractériques.

S'inspirant de l'expérience de nombreux navigateurs polaires, Nansen n'avait toléré à bord, en fait de boissons alcooliques, que quelques flacons de liqueurs faisant partie du bagage particulier de chacun des participants, et imposé l'abstinence comme régime ordinaire de l'équipage. Le docteur Blessing (54), médecin de l'expédition, s'exprime de la manière suivante sur cette mesure dictée par la prudence : « Nous avons vivement ressenti le manque de café, surtout à la fin de l'expédition ; ni le chocolat, ni surtout le thé ne parviennent à remplacer ce breuvage. Le manque d'alcool, par contre, nous a été moins sensible. Convaincu que les boissons alcooliques sont un bagage superflu et peuvent devenir dangereuses au cours d'une expédition en traîneau, je dois cependant reconnaître que l'alcool consommé en petite quantité, aux jours de grandes fêtes, est utile à celui qui est obligé d'hiverner dans les glaces. Deux principes opposés entrent ici en conflit : la nécessité de maintenir les hommes en état de fournir un effort physique considérable défend l'emploi des stimulants, tandis que la monotonie mortelle de cette existence et le manque absolu de distractions les rendent nécessaires. Lors de l'équipement de l'expédition, le premier de ces principes est seul entré en ligne de compte, mais l'expérience nous a bientôt démontré que le second ne devait pas être oublié. Cela ne peut pas faire de mal de relever de temps en temps le moral par un verre d'alcool et de chercher de cette façon à agir sur l'humeur des hommes. La nature humaine ne peut pas se passer entièrement de jouissances ; mais celles-ci ne profitent réellement que si elles éveillent en nous l'impression d'une fête sur laquelle la pensée se reporte plus tard avec plaisir. Et lorsque l'on est sevré comme nous l'étions de toute impression nouvelle, de toute distraction, n'est-on pas autorisé à chercher à y remédier? Avec son grand sens pratique, notre chef eut vite reconnu l'exactitude de ce point de vue, et le second hiver vit flamber le « Frampunch » confectionné avec du jus de fruits et de l'alcool rectifié, et destiné à solenniser les jours de grandes fêtes. »

Ces considérations, auxquelles nous pourrions en ajouter d'autres encore, suffisent à démontrer l'exagération du point de vue de certains partisans de l'abstinence totale, qui considèrent l'alcool sous toutes ses formes et à toutes les doses comme nuisible, et ne peuvent se résigner à lui reconnaître la moindre qualité justifiant son usage.

Le second argument des apôtres de la prohibition est plus sérieux. Il est incontestable que les essais tentés jusqu'à présent pour combattre l'alcoolisme n'ont pas atteint le but; tout au plus est-on arrivé à ralentir la marche envahissante du fléau, et ce n'est guère qu'en Suède et en Norwège que l'on est parvenu, grâce à des mesures d'une rigueur exceptionnelle, à restreindre sensiblement le mal. Ce serait cependant une erreur que d'attribuer cet insuccès uniquement à l'inefficacité des remèdes, sans tenir compte du mode d'application et des différents facteurs capables d'influencer le résultat final. Nous aurons du reste l'occasion, en étudiant ces différentes mesures, de nous convaincre qu'une diminution plus ou moins considérable de la consommation de l'alcool a régulièrement suivi leur application rationnelle et énergique. Si donc les résultats n'ont, dans nombre de cas, pas répondu aux espérances, c'est moins à l'insuffisance des moyens qu'à leur application défectueuse qu'en incombe la responsabilité. Les meilleures lois resteront nécessairement sans effet si les agents chargés de les faire exécuter n'accomplissent pas leur devoir et négligent d'intervenir, ainsi qu'on peut l'observer chaque jour dans l'exécution des lois sur l'ivresse publique et la police des cabarets. En outre, il est incontestable que jusqu'à présent dans l'élaboration des mesures fiscales concernant l'alcool, le législateur s'est régulièrement plus préoccupé de l'intérêt du Trésor que des maux engendrés par l'alcoolisme. Ce serait enfin irrationnel que de demander à une mesure législative isolée n'intéressant qu'un des côtés de la question la solution définitive d'un problème aussi complexe. Pour arriver à un résultat satisfaisant, il est indispensable d'attaquer la question de tous les côtés à la fois, et ce n'est qu'en combinant les différentes mesures propres à restreindre la consommation de l'alcool que l'on peut espérer arriver un jour à enrayer les progrès de l'alcoolisme.

Le système de la prohibition ne nous paraît donc pas nécessaire pour arriver au but que nous nous proposons. Il atteint du reste trop profondément la liberté individuelle et la vie privée des citoyens pour avoir, maintenant du moins, quelque chance de succès en Europe. Dans les États de l'Union américaine où ce régime draconien est en vigueur, une diminution notable de l'alcoolisme en est, il est vrai, la conséquence; mais ce résultat n'a été acquis qu'au prix de graves inconvénients, et, à en croire les adversaires de la prohibition, la loi du Maine aurait fait plus de mal que de bien. La commission parlementaire nommée en 1866 pour étudier la réforme de l'impôt dans l'Union américaine, résume son opinion à ce sujet de la manière suivante (55) : la prohibition légale dans quelques États de la Nouvelle-Angleterre n'a pas eu de succès. Elle a mis un verrou à la porte des cabarets, mais elle n'a pas réussi à empêcher la consommation.

Mais, tout en rejetant le principe de la prohibition, nous tenons à reconnaître ici l'influence bienfaisante que l'abstinence individuelle peut avoir dans la lutte contre l'alcoolisme. Nous avons déjà mentionné les sociétés de tempérance et leur œuvre de relèvement et de protection des ivrognes. L'ardeur et la conviction avec laquelle les abstinents luttent pour leurs principes a puissamment contribué à éveiller l'attention du public, et l'on reconnaît distinctement leur influence dans l'intérêt que la classe ouvrière commence à porter à la question de l'alcoolisme. Leur exemple contribuera certainement aussi à modifier peu à peu certains côtés de la vie sociale actuelle, dont la table de café ne forme que trop souvent le centre, et malgré l'exagération de leur point de vue, ils sont pour les masses une démonstration vivante, réfutant victorieusement le préjugé populaire, qui considère l'alcool comme une source de force indispensable au travailleur.

Depuis que les pouvoirs publics s'intéressent à la lutte contre l'alcoolisme, la surtaxation de l'alcool a toujours été considérée comme un des moyens les plus efficaces à réfréner la consommation croissante des spiritueux. A chaque constatation nouvelle des progrès de l'alcoolisme on a répondu par une surélévation de l'impôt, de sorte que l'alcool est actuellement soumis dans nombre de pays à des taxes exorbitantes. En France (56), l'impôt sur l'alcool, qui était de 37 fr. 40 en 1830, a été porté successivement à 60 fr. en 1855, 90 fr. en 1860, 150 fr. en 1871, et atteint actuellement la somme de 156 fr. 25 par hectolitre d'alcool pur. Si l'on compare les tableaux comparatifs de Claude sur la marche parallèle de la consommation par tête et le prix de vente de l'alcool, on peut constater qu'à chaque surélévation de l'impôt, la courbe de consommation de l'alcool a suspendu momentanément sa marche ascentionnelle, a même fléchi pour un an ou deux, pour reprendre ensuite son essor en dépit de l'impôt. Aussi la moyenne de consommation, par tête, de 1 l. 46 en 1850 a-t-elle atteint le taux énorme de 4 l. 56 en 1892, ce qui a conduit Claude à formuler en ces termes ses conclusions sur la valeur de l'impôt comme mesure restrictive : « Il n'est nullement démontré que l'exagération des droits ait une action réellement restrictive sur la consommation. Tout au plus peut-on dire qu'elle en a, et par moments seulement, *ralenti* l'augmentation. » La même constatation a pu être faite en Angleterre (57). Malgré une taxe exorbitante de 489 fr. 20 par hectolitre d'alcool pur, la consommation a oscillé dans le Royaume-Uni de 1860 à 1880 entre 4,1 et 5,7 litres, pour se maintenir de 1880 à 1893 avec quelques variations de peu d'importance au taux de 4,5 litres. La légère diminution constatée dans cette dernière période doit certainement être moins attribuée à la taxe qu'aux 5 000 000 d'abstinents que compte l'Angleterre.

On n'a du reste pas lieu de s'étonner du peu d'efficacité des mesures fiscales, si l'on tient compte, qu'à moins de taxes extraordinaires, elles n'atteignent que peu ou indirectement le consommateur. On s'en rendra compte sans difficulté par le calcul suivant de M. Ch. Dupuy (58) : « Supposons que le litre coûte, achat, droits de consommation et taxe de rectification compris, environ 4 francs. On sait qu'avec un litre d'alcool on peut faire 2 litres et demi d'eau-de-vie. Or un litre contient de 30 à 40 petits verres; mettons 33 à 3 centilitres l'un. Du litre d'alcool il aura donc été fait 2 litres et demi d'eau-de-vie et 82 petits verres. A 10 centimes le petit verre, le débitant encaisse 8 fr. 20. C'est 4 fr. 20 au-dessus du prix de revient; la marge est grande et il y a place pour le bénéfice à la fois du détaillant et du marchand de gros. »

L'Allemagne (59) est à peu près le seul pays où l'impôt sur l'alcool ait eu, comme mesure isolée, pour effet de faire baisser sensiblement le taux de la consommation. La loi de 1887 a élevé l'impôt de consommation de 16 marks par hectolitre d'alcool pur à 70 marks. Si l'on ajoute à cette somme un impôt de fabrication de 20 marks, on arrive à une taxe totale de 90 marks ou 112 fr. 50 par hectolitre. La consommation, qui avant la loi de 1887 flottait entre 6 et 9 litres d'alcool absolu, est tombée rapidement à 4 litres environ et paraît depuis cette époque se maintenir à ce taux. Par contre on ne peut attribuer à l'augmentation des droits la diminution sensible de la consommation de l'alcool constatée dans différents pays, particulièrement en Suède, en Norwège et en Suisse, cette mesure ne représentant que l'un des facteurs d'un système complet de défense.

Un grave inconvénient de l'imposition de l'alcool est la provocation à la fraude. En France, et à une certaine époque aussi en Angleterre, la fabrication et la vente clandestines des spiritueux avaient pris une telle importance, que certains auteurs sont allés jusqu'à déclarer, que, loin de diminuer l'alcoolisme, le système fiscal le provoque en encourageant la fraude. Il y a là évidemment une exagération, mais il n'en ressort pas moins de ces constatations que l'impôt sur l'alcool, appliqué seul, à l'exclusion d'autres mesures restrictives, est impuissant à combattre le fléau et à prévenir l'alcoolisme.

L'insuffisance de la surélévation des taxes comme moyen de répression de l'alcoolisme devait nécessairement amener tôt ou tard le législateur à rechercher des mesures plus efficaces permettant à l'État d'agir directement sur la production et sur la consommation de façon à empêcher cette dernière de dépasser une certaine limite. Le système du monopole, remettant la vente de l'alcool entièrement entre les mains de l'État, devait naturellement se présenter à l'esprit comme le plus simple et offrant le plus de chances de réussite. Aussi voyons-nous pour la première fois en 1865 ce principe trouver son application en Suède, sous une forme particulière plus ou moins atténuée, il est vrai, dans ce que l'on a appelé le « système de Gothenburg ». Nous laisserons ici de côté le monopole tel qu'il a existé en Russie avant 1863, étant donnée sa portée purement administrative et fiscale. Dans les États de l'Europe centrale, le principe du monopole a rencontré des partisans éloquents et convaincus, et si jusqu'à présent la Suisse a été seule à le mettre en pratique, on ne peut nier que l'idée ne progresse et ne fasse continuellement de nouveaux adhérents. C'est en France que le mouvement a pris naissance sous les auspices de M. Alglave (60), qui élabora un projet de loi présenté à la commission du Sénat en 1886, dans lequel il proposait, à côté du contrôle hygiénique et de la rectification obligatoire des alcools destinés à la consommation, un monopole facultatif remettant entre les mains de l'État une partie du commerce des spiritueux, en l'armant, contre la concurrence du commerce et de l'industrie libres, d'un impôt de consommation suffisamment élevé. La suppression de l'impôt sur les vins, le cidre et la bière devait être, d'après son auteur, une des conséquences de l'adoption du projet. L'Allemagne (61) a eu aussi son projet de monopole présenté au Reichstag par le gouvernement en 1886. Ce projet, qui prévoyait l'achat par l'État des eaux-de-vie brutes, leur rectification et la vente des eaux-de-vie de consommation de toute espèce, eut à subir de vives attaques de la part du centre et des libéraux et fut finalement repoussé au nom de la liberté individuelle après un discours mémorable d'Eugène Richter, chef du parti libéral. Une des causes essentielles du rejet de ce projet doit être recherchée dans le profit considérable qui en serait résulté pour les grands distillateurs au détriment des petits, d'autant plus qu'une bonne partie de ces grandes distilleries appartient à la noblesse et aux familles régnantes.

Il ne nous appartient pas de faire ici la critique de ces projets de monopole, non plus que des différentes propositions qui ont surgi depuis. Nous nous contenterons d'étudier le fonctionnement des monopoles actuellement en exercice et de rechercher quelle a été leur influence sur l'alcoolisme.

Pour bien saisir la portée du système en vigueur dans les États scandinaves, il est indispensable de considérer dans son ensemble la lutte contre l'alcoolisme poursuivie depuis si longtemps en Suède (62). Au commencement de ce siècle, les ravages de l'alcool se faisaient sentir à un tel point dans ce pays que les pouvoirs publics se virent contraints d'intervenir. En soumettant la production de l'alcool à une réglementation sévère, on chercha en premier lieu à améliorer la qualité de la marchandise et à éliminer du marché les mauvais produits. La distillation à domicile fut interdite, et de ce fait toutes les petites distilleries domestiques, dont le nombre s'élevait en 1830, à 173 000, furent supprimées. De cette façon la production de l'alcool se concentra de plus en plus dans les mains de la grande industrie sous la surveillance d'agents de l'État, qui en contrôlaient la qualité. En 1880, on ne trouvait plus en Suède que 300 distilleries. A la réglementation de la production vint s'ajouter celle de la vente, que l'on chercha à restreindre le plus possible en imposant fortement l'alcool. Mais c'est dans la réduction du nombre des débits que l'on entrevit le moyen véritablement efficace pour lutter contre l'ivrognerie. Les communes furent autorisées à interdire sur leur territoire tout commerce d'eau-de-vie au-dessous de 40 litres et à s'opposer à l'ouverture de cabarets pour la vente en détail des alcools, à l'exception de ceux dont l'existence était garantie par des licences spéciales. Le nombre des licences à accorder devait être au préalable fixé par les autorités, après quoi celles-là étaient mises en adjudication publique. Sans être liée par l'offre la plus forte, l'autorité accordait une licence de trois ans aux amateurs présentant le plus de garanties personnelles. Les propriétaires campagnards, auxquels on avait retiré le droit de distillation à domicile, s'élevèrent énergiquement contre l'ouverture de débits d'eau-de-vie dans leurs communes et refusèrent d'accorder des licences, de sorte qu'en 1880 il n'existait dans tout le pays que 83 magasins et 205 cabarets vendant de l'eau-de-vie, soit 1 débit pour 13 450 habitants. Dans les villes, par contre, le principe des licences n'aurait certainement pas eu le même succès sans l'intervention du système de Gothenburg.

La loi suédoise confère au gouvernement le pouvoir d'affermer la vente au détail de l'eau-de-vie à des sociétés constituées spécialement dans ce but. Ce privilège a été pour la première fois mis à contribution à Gothenburg en 1865 dans un but d'utilité publique. Une société composée de l'élite des citoyens de la ville se rendit maîtresse de toutes les licences de débits, de façon à détenir le monopole de la vente, mais sans chercher à retirer aucun profit de ce commerce, le bénéfice réalisé devant servir, l'intérêt du capital couvert, en partie à des entreprises d'utilité publique et en partie être versé à la caisse communale. En possession de toutes les licences, la société commença par réduire considérablement le nombre des débits, de sorte que, en 1885, il était, pour une ville de 83000 habitants, tombé à 19 de 61 qu'il était à l'époque de la fondation de la société. Une réglementation sévère de ces établissements touchant les heures d'ouverture et de fermeture, l'interdiction de délivrer de l'eau-de-vie à des mineurs et aux individus en état d'ivresse, vint compléter ce système de répression. Un système analogue fonctionne en Norvège, où les sociétés en question portent le nom de « samlag », tandis qu'on les appelle « bolag » en Suède et en Finlande.

Le système de Gothenburg, qui est actuellement en vigueur dans la plupart des grandes villes de la Suède et de la Norvège, n'est donc pas précisément un monopole de l'État, mais un monopole concédé par l'État à des sociétés qui en usent dans un but d'utilité publique. Ces sociétés ont eu en principe un objectif unique, la lutte contre l'alcoolisme, et ne sont pas retenues comme l'État lui-même dans l'application énergique du remède par toute sorte de considérations politiques et économiques. Le système n'est certainement pas idéal et il a donné lieu à nombre de critiques pleinement justifiées. Mais si l'on considère d'un autre côté les résultats de son fonctionnement depuis trente ans, on est obligé de reconnaître qu'ils sont des plus satisfaisants. La consommation de l'eau-de-vie était en Suède de 46 litres en 1829 et de 22 litres en 1855; depuis cette époque elle a constamment diminué pour n'être plus que de 7 litres en moyenne pendant les années 1886 à 1890. Cette réduction de la consommation a eu pour effet une diminution sensible du nombre des cas de maladie ou de mort causés par l'alcool, ainsi que du nombre des suicides et des aliénés alcooliques; la proportion de ces derniers qui, à l'origine, était de 25 à 30 p. 100 du nombre total des aliénés, a baissé à 6,5 p. 100 pendant la période de 1876 à 1880. Nous avons mentionné ailleurs l'influence des mesures prises en Suède sur la criminalité, de sorte que nous pouvons nous dispenser de revenir là-dessus.

Depuis 1887 le monopole officiel de l'alcool fonctionne en Suisse (63). L'article 1er de la loi du 23 décembre 1886 dit : Le droit de fabriquer et d'importer les spiritueux dont la fabrication est soumise à la législation fédérale appartient exclusivement à la Confédération. La Confédération est tenue de pourvoir à ce que les spiritueux destinés à être transformés en boissons soient suffisamment rectifiés. Art. 3 : L'importation de spiritueux de qualité supérieure est permise aussi aux particuliers, aux conditions à fixer par le conseil fédéral et moyennant une finance de monopole fixe de 80 francs par quintal métrique poids brut, en sus du droit d'entrée, sans égard à la contenance en alcool. Art. 4 : La Confédération livrera les spiritueux en quantité de 150 litres au moins contre paiement au comptant. Le prix de vente est fixé de temps en temps par le conseil fédéral et publié dans la feuille fédérale. Il ne doit être ni inférieur à 120 francs, ni supérieur à 150 francs par hectolitre d'alcool absolu, fût non compris.

Comme on peut s'en rendre compte par ces dispositions, l'État est ici maître exclusif du commerce et de la fabrication des alcools soumis au monopole, c'est-à-dire des produits de la distillation des matières amylacées, quelle que soit leur provenance, plus des vins et des fruits étrangers, tandis que la distillation des vins, fruits et baies indigènes, est libre. Personne ne peut donc distiller des grains, pommes de terre ou mélasses sans un contrat préalable avec la régie des alcools. Cependant, pour ne pas ruiner complètement la distillerie indigène, la loi du 26 décembre porte qu'un quart environ de la consommation des spiritueux doit être fourni par voie de contrat par les producteurs suisses, qui eux sont tenus à moins d'autorisation spéciale d'utiliser les produits de l'agriculture indigène.

Ces dispositions ont eu pour effet de supprimer d'un côté la grande distillerie, obligée de tirer de l'étranger sa matière première, de l'autre une quantité de petites distilleries insuffisamment installées et hors d'état de produire aux conditions fixées par la régie. De cette façon, au lieu de 1450 distilleries environ, il existe actuellement 63 distilleries moyennes fabriquant pour le compte de l'État et installées dans des conditions qui répondent aux exigences actuelles de la science. L'alcool leur est acheté à un taux qui leur permet de payer aux agriculteurs un prix rémunérateur de leurs produits. Un avantage immédiat de ce nouveau régime a été de supprimer en une fois un nombre considérable de petites distilleries, sans compter la distillation à domicile, qui dans certains cantons jouait un rôle considérable. C'est ainsi que dans le canton de Berne seul on comptait en dehors des distilleries industrielles de 5000 à 10 000 alambics particuliers installés chez les agriculteurs mêmes.

Les dangers résultant de la petite distillerie pour la santé publique sont évidents, et le département fédéral de l'intérieur écrivait à ce sujet en 1886 : « Bien souvent les petites distilleries établies dans les habitations mêmes ou à proximité de celles-ci, d'accès facile, ont été de véritables foyers d'infection pour tous les membres d'une famille : on voyait tour à tour les habitants d'une maison se livrer à la boisson, puis le mal gagner de proche en proche.

« Le mode de vente de l'eau-de-vie entraîne un autre abus. Comme, le plus souvent, elle n'est pas de qualité marchande, il faut la vendre directement aux aubergistes ou à toute personne qui en a le placement. On cherche des clients, on les engage à faire des commandes. La livraison se fait franco à domicile, et c'est précisément parce qu'il a obtenu de grandes facilités de paiement que l'acheteur est incité à toujours consommer davantage. Le fabricant va chez son client toucher des acomptes et prendre de nouvelles commandes. Le compte accuse toujours un certain découvert, procédé sûr pour conserver le client. L'habitude de boire de l'eau-de-vie à hautes doses est ainsi devenue si forte, que l'on économise sur les dépenses les plus nécessaires pour avoir toujours de quoi en acheter. »

Nous ne pouvons nous arrêter ici aux détails de l'organisation du monopole, de son fonctionnement et de ses résultats financiers; nous renvoyons pour cela aux nombreux auteurs qui se sont occupés de la question, pour nous contenter d'examiner le côté hygiénique de cette institution, c'est-à-dire son influence sur l'alcoolisme. Le directeur de la régie des alcools, M. Milliet, évalue la consommation moyenne par an et par tête avant 1885 à environ 9 litres d'alcool à 50°. Depuis l'introduction du monopole elle est descendue à environ 6 litres, ce qui représente en chiffres bruts une diminution de un tiers. La diminution réelle n'est cependant pas aussi forte, car il faut défalquer de la consommation l'alcool exporté en contrebande. Malgré cela M. J. Wolf (64) estime que la consommation totale était avant le monopole de 150 000 hectolitres et qu'elle est descendue depuis à 120 000 hectolitres, ce qui représente une diminution de 20 p. 100. Sous ce rapport le monopole a donc été efficace et ses adversaires même le reconnaissent. Cette diminution de la consommation provient très vraisemblablement de la suppression des petites distilleries et en particulier de la distillerie domestique. L'alcool n'étant plus à portée de tout le monde dans la maison, on en boit moins, et il est certain que dans différentes régions la diminution de l'alcoolisme est sensible parmi des populations autrefois complètement abruties par l'eau-de-vie.

Avec le monopole sont tombées les barrières fiscales entravant non seulement le commerce des spiritueux, mais la circulation libre des boissons fermentées de canton à canton, en un mot le monopole a eu pour effet le dégrèvement du vin et de la bière. Les adversaires du monopole, tout en reconnaissant la diminution de la consommation de l'eau-de-vie, reprochent à ce système d'avoir provoqué une augmentation considérable de la consommation des boissons fermentées. En effet la consommation de la bière a notablement augmenté depuis 20 ans, mais il est bon de faire remarquer que l'augmentation a précédé de bien des années l'introduction du monopole et que, ainsi que l'on peut s'en convaincre par les graphiques de Denis (65), cette mesure n'a pas sensiblement modifié la progression de la courbe. Il est plus que probable que, sans le monopole, non seulement on aurait continué à boire de l'eau-de-vie, mais que l'on aurait bu tout autant de bière.

Malgré son efficacité indéniable au point de vue hygiénique, le système du monopole n'en a pas moins été combattu très vivement par nombre de nos économistes les plus distingués, entre autres, M. Numa Droz (66). Au point de vue fiscal le monopole n'a pas répondu à l'attente de ses promoteurs, et les recettes de ces dernières années sont restées notablement au-dessous de la moyenne prévue. Il serait cependant injuste de rendre le principe même du monopole responsable de cette diminution de recettes. En introduisant le monopole, on a voulu faire en même temps de la politique agraire en garantissant à l'industrie indigène la fourniture d'un quart de la consommation totale. Cet alcool coûte à la régie en moyenne 88 francs par quintal métrique, tandis que l'alcool acheté à l'étranger lui coûte 27 à 30 francs. De ce fait la Confédération a fait, d'après M. Droz, à l'industrie indigène un sacrifice de près de 10 millions de francs, somme qui aurait suffi à ramener les recettes au taux d'évaluation primitive.

Un autre reproche que l'on peut faire au système de monopole tel qu'il est pratiqué en Suisse, c'est qu'il est incomplet et n'atteint qu'une partie de la consommation. En effet la distillation des fruits, baies, vins et bières indigènes n'est pas comprise dans le monopole, de sorte que l'on a laissé ainsi subsister sur une bonne partie du territoire l'industrie des bouilleurs de cru. Cette industrie, qui à l'origine ne produisait guère que 15 p. 100 de la quantité totale d'alcool potable consommé en Suisse, a sous l'effet de l'immunité de monopole pris dans ces dernières années une notable extension. Si l'on veut d'un autre côté se rappeler qu'un mauvais alcool de vin ou de fruits est tout aussi préjudiciable à la santé que l'alcool de grain ou de pomme de terre insuffisamment rectifié, on peut se demander pour quelle raison les bouilleurs de cru ont été mis en dehors du régime général. Enfin le monopole n'atteint la fabrication des liqueurs à essences que très indirectement, en forçant les fabricants à n'employer que de l'alcool suffisamment rectifié. Au point de vue de l'hygiène cette mesure est sans valeur aucune. A quoi sert de rectifier l'alcool, si le liquoriste est autorisé à s'en servir pour fabriquer de l'absinthe, du vermout et des bitters, c'est-à-dire à y ajouter des substances éminemment toxiques, dont l'effet nuisible sur la santé n'est plus à discuter? Or la consommation de ces produits, de l'absinthe en particulier, joue dans certains cantons un rôle considérable, sur lequel le monopole n'a aucune action.

Les causes de cette imperfection du système sont faciles à saisir. Pour éviter une opposition pas trop vive et un vote populaire qui eût fait sombrer la loi, le pouvoir législatif s'est vu dans l'obligation d'agir avec une grande prudence, de ménager des intérêts considérables en même temps que la susceptibilité individuelle de nombre d'individus, en particulier des bouilleurs de cru, qui auraient défendu avec énergie ce qu'ils considèrent comme un droit, quand en réalité leur droit n'est pas meilleur que celui des cultivateurs de grains, de pommes de terre ou de betteraves.

En somme, le monopole tel qu'il existe en Suisse est susceptible de nombreuses améliorations, dont les plus importantes au point de vue hygiénique sont évidemment la suppression du privilège des bouilleurs de cru et l'incorporation au monopole de la fabrication des liqueurs, accompagnée de mesures fiscales suffisantes pour enrayer la consommation de l'absinthe et des bitters. Mais, tel qu'il est, le monopole a eu une heureuse influence sur la santé publique, et l'on peut espérer que des mesures complémentaires en augmenteront encore sensiblement l'efficacité. A notre avis le monopole doit être complet, aussi bien que celui du sel ou dans d'autres pays celui du tabac et des allumettes. Un monopole partiel, comme par exemple le monopole de rectification, ou un monopole facultatif, ne nous paraissent pas en état d'exercer une action efficace sur la consommation de l'alcool et sur les ravages de l'alcoolisme.

La législation sur les cabarets et la vente au détail de l'alcool constitue enfin pour l'État un dernier moyen d'intervention directe et de répression de l'alcoolisme. « Si les bouilleurs de cru sont le fléau des campagnes, dit Claude (67) dans son rapport, les débitants de boissons sont sans contredit le fléau des villes; actuellement ils débordent jusque dans les moindres villages. Leur multiplication incessante devient un universel sujet d'inquiétude. » En 1875, on comptait en France 342 622 débits, soit 1 pour 109 habitants; en 1885, le nombre des débits était monté à 399 145, soit 94 habitants pour 1 débit.

Si la plupart des auteurs qui se sont occupés de l'alcoolisme, comme Lunier, Claude, Legrain, Baer, sont d'accord pour reconnaître l'influence néfaste de la multiplication effrénée du nombre des débits, certains auteurs ont voulu nier cette influence en s'appuyant sur des statistiques démontrant qu'il n'existe aucun rapport entre le nombre des cabarets et les ravages de l'alcoolisme. On a en particulier souvent cité l'exemple de la Suisse (68) où le nombre des cabarets atteint son maximum dans les cantons de Thurgovie, Schwyz, Appenzell, Grisons et Tessin, où l'alcoolisme fait le moins de ravages, tandis que la proportion des débits est notablement plus faible dans les cantons de Berne et de Fribourg spécialement frappés par le fléau. Cette contradiction apparente s'explique d'un côté par le fait que dans les cantons du premier groupe on consomme beaucoup de cidre, de vin et de bière, tandis que l'eau-de-vie constitue la boisson principale du peuple à Berne et à Fribourg. En outre, la distillation à domicile, pratiquée en grand dans ces deux derniers cantons avant l'introduction du monopole, était un obstacle à la multiplication du nombre des débits, chaque maison constituant un petit débit pour la famille et les amis. En Thurgovie on boit à l'auberge, à Berne on boit en famille.

Il n'en est pas moins indiscutable que le nombre illimité des débits constitue un danger des plus graves pour la santé publique. L'ouvrier cède d'autant plus facilement à la tentation qu'elle s'offre à lui plus fréquente, et la concurrence formidable résultant pour les débitants du nombre des établissements force ceux-ci à déployer toutes les ressources de leur imagination pour attirer à eux le plus grand nombre de clients. C'est ainsi que la débauche plus ou moins déguisée en est arrivée à se cacher sous l'enseigne de maint cabaretier et que les cafés-concerts, obscènes et stupides, sèment partout, jusque dans les plus petits endroits, la démoralisation et le vice. Dans d'autres cas, c'est sous forme de cantines ouvrières, de pensions alimentaires à bon marché que l'on cherche à attirer le client; l'industriel, s'entendant à merveille à pousser adroitement à la consommation, soutirera en fin de compte au malheureux pris au piège le plus clair de son gain. Avec la réduction du nombre des débits, la concurrence diminuera forcément; le cabaretier n'en sera plus réduit comme aujourd'hui à avoir recours à tous ces moyens de réclame plus ou moins avouables pour attirer la clientèle et, la tentation étant moins fréquente, le nombre de ceux qui y succombent chaque jour ira aussi en diminuant.

Du reste l'expérience des Pays-Bas (69) nous a permis de mettre à l'épreuve l'efficacité de la réduction du nombre des débits comme mesure de répression de l'alcoolisme. La loi de 1881 interdit le commerce des spiritueux en quantités inférieures à 2 litres sans autorisation de l'autorité communale. Cette autorisation doit être refusée, dès que le nombre des débits a atteint dans une localité le maximum prévu par la loi, soit 1 débit pour 500 habitants dans les villes de 50 000 âmes et plus, 1 pour 300 dans les villes de 20 à 50 000 habitants et 1 pour 250 dans les localités plus petites. Le nombre des débits, de 43 000 en 1881, est tombé en 1891 à 25 000. La consommation de l'eau-de-vie, de 10 litres en 1881, n'atteignait plus que 8 litres et demi en 1891. La nouvelle loi a eu dans les villes un effet très sensible sur le nombre des contraventions et délits pour ivresse publique. A Amsterdam leur nombre, qui s'élevait en 1881 à 8116, est tombé à 4275 en 1891; à Rotterdam même diminution de 3162 à 2518, à Groningen de 1072 à 570, à Bois-le-Duc de 1430 à 703. La loi hollandaise nous paraît avoir résolu la question d'une façon satisfaisante; elle repose sur un principe juste, facile à appliquer et ne donnant pas lieu à l'arbitraire.

Le système des hautes licences, préconisé aussi pour restreindre le nombre des débits, ne sera efficace qu'à la condition que ces licences soient suffisamment élevées. En Angleterre, ce droit varie par exemple de 112 fr. 50 à 1500 francs et est perçu proportionnellement à une échelle de loyer établie depuis 250 jusqu'à 17 500 francs. Un droit de licence de 100 à 150 francs nous paraît insuffisant pour amener une réduction du nombre des débits; le marchand de vin cherchera à se rattraper sur le consommateur de la nouvelle charge pesant sur lui, mais ce n'est qu'à la dernière extrémité qu'il fermera son établissement. Dans les cas où, comme en Alsace, l'introduction du droit de licence a eu pour effet la fermeture d'un certain nombre de débits, cette mesure était compagnée de dispositions spéciales permettant à l'autorité de refuser dans certains cas la concession des licences.

Le principe de la liberté de commerce et d'industrie n'est pas applicable à l'alcool, qui doit être classé parmi les marchandises dangereuses, et l'État a non seulement le droit, mais le devoir de veiller à ce que ceux qui sont autorisés à en faire le commerce offrent les garanties morales nécessaires. Le système des licences doit en outre tendre à faire de la vente des spiritueux un commerce spécial et à supprimer son assimilation à un autre commerce. La possibilité d'acheter du vin et des liqueurs dans chaque épicerie, dans chaque crémerie, favorise considérablement l'alcoolisme chez la femme et dans la famille et paralyse complètement l'action de la police des cabarets. Le buveur mis à la porte d'un débit continue à boire chez lui ou chez un ami le vin ou l'eau-de-vie achetés chez l'épicier du coin.

On a de tout temps considéré la police des cabarets comme un des principaux moyens d'action contre l'alcoolisme. Il est certain que les différentes mesures rentrant dans cette catégorie, telles que fermeture des établissements à une heure déterminée, interdiction de vendre à boire à des hommes ivres ou à des mineurs, interdiction de la vente à crédit, responsabilité du débitant pour les scandales survenant dans son établissement, auraient un excellent effet si elles étaient rigoureusement appliquées. Mais c'est là qu'est précisément le point faible; le législateur a fait des lois sévères, qui dans la plupart des cas sont restées lettre morte. Sous notre régime démocratique le cabaretier est tout-puissant, il est l'électeur influent avec lequel il faut compter, aussi sait-il parfaitement qu'il peut enfreindre la loi sans avoir à redouter les conséquences de son infraction. Dans les pays comme la Suède et la Norwège, où l'on est arrivé à briser la toute-puissance des cabaretiers, la police des débits constitue un des principaux éléments de la prophylaxie de l'alcoolisme.

Nous n'avons jusqu'ici étudié que l'intervention officielle dans la lutte contre l'alcoolisme; il nous reste maintenant à examiner sommairement le rôle de l'initiative privée, qui, à notre avis, forme le complément indispensable des mesures législatives même les plus radicales.

Nous avons déjà mentionné en passant le rôle des sociétés de tempérance. Il nous paraît cependant légitime de revenir ici sur ces institutions comme constituant l'une des mesures les plus importantes dues à l'initiative privée en vue de combattre l'alcoolisme. Nous n'avons pas l'intention de refaire l'historique des sociétés de tempérance et d'entrer dans des détails sur leur organisation. On trouvera là-dessus dans les travaux de Baer, de Legrain et dans les comptes rendus des Congrès internationaux contre l'abus des boissons alcooliques, des détails dans lesquels l'espace dont nous disposons ne nous permet pas d'entrer. Nous nous bornerons simplement ici à quelques remarques générales. Si toutes ces associations ont le même but en vue, la lutte contre l'alcoolisme, elles diffèrent sensiblement quant à leurs moyens d'action. Les unes, comme la Société française de tempérance, la Ligue patriotique suisse contre l'alcoolisme, le « Deutscher Verein gegen den Missbrauch alkoholischer Getränke », le « Volksbond » hollandais, etc., sont avant tout des sociétés de propagande, se recrutant pour une bonne part dans les classes cultivées. Elles ne demandent de leurs adhérents aucun engagement, mais cherchent surtout à agir par la voie de la presse, par des conférences, par des mesures législatives, par la création de cafés de tempérance et de cercles ouvriers, sans s'occuper directement de l'œuvre de relèvement des buveurs. Les fruits de ces associations témoignent d'une façon évidente de leur utilité. C'est à elles que l'on doit faire remonter l'initiative de l'intervention officielle dans la lutte contre l'alcoolisme dans les différents États de l'Europe, et grâce aux moyens de propagande dont elles disposent, elles sont mieux que tout autres à même de répandre l'idée de la tempérance dans le grand public.

Les associations se consacrant spécialement au relèvement des buveurs sont actuellement presque toutes fondées sur le principe de l'abstinence totale. L'expérience a surabondamment prouvé que la tempérance seule est impuissante pour agir avec efficacité sur l'ivrogne, et que la première condition de succès est de le faire rompre radicalement avec ses anciennes habitudes. Mais tandis qu'une partie de ces associations, en particulier la Société de la Croix Bleue, n'exigent l'abstinence que de leurs adhérents, sans condamner chez les autres l'usage modéré des boissons fermentées.

d'autres sociétés, spécialement l'Ordre international des Bons Templiers, font de l'abstinence totale et générale le but de leurs efforts; elles ne s'adressent pas seulement aux buveurs, mais à tous, et prêchent la croisade générale aussi bien contre les boissons fermentées que contre l'eau-de-vie. Tout en reconnaissant le but élevé et généreux poursuivi par ces dernières sociétés, nous avons déjà exprimé plus haut notre manière de voir à l'égard du principe de la prohibition, et ne croyons pas que ce principe s'impose actuellement, comme le seul propre à combattre victorieusement les effets de l'abus de l'alcool.

La plupart des sociétés d'abstinence font intervenir l'influence religieuse dans leur œuvre de relèvement des buveurs, ce qui a valu de différents côtés à ces sociétés le reproche de ne se servir de la lutte anti-alcoolique que comme d'un motif de propagande religieuse. Abstraction faite de toute question confessionnelle ou dogmatique, et mettant complètement de côté notre point de vue personnel en matière religieuse, nous devons cependant reconnaître que dans l'histoire de la lutte anti-alcoolique, l'influence de l'élément religieux se manifeste souvent d'une façon étonnante, ainsi qu'on peut le constater dans les résultats extraordinaires obtenus par des apôtres de la tempérance, tels que le père Mathieu en Irlande, Nieselgren en Suède, le chapelain Seling et le pasteur Bœttcher en Allemagne, et bien d'autres encore. Le relèvement moral constitue le complément essentiel de la cure de l'ivrognerie. Pour que la guérison soit durable, il est nécessaire que l'ancien buveur ait repris conscience de ses devoirs et de sa responsabilité vis-à-vis de lui-même et de ses semblables. Aussi s'explique-t-on facilement l'influence considérable qu'une croyance religieuse peut exercer sur des individus, qui, ayant compris leur état de dégradation et d'abaissement, éprouvent le besoin de se relever et de reconquérir leur place dans la société. Il est nécessaire de distinguer ici entre le buveur au sens moral émoussé, sinon complètement éteint, et l'ouvrier frondeur et sceptique que l'on rencontre aujourd'hui dans la plupart des grands centres industriels. Sur ce dernier l'influence religieuse n'aura évidemment que peu de prise, tandis que chez le buveur qui s'est rendu compte de sa situation et ne demande qu'à en sortir, le besoin d'un appui moral solide est si intense, qu'il saisit avec bonheur celui qu'on lui offre. Aussi croyons-nous qu'une influence religieuse large et éclairée, affranchie de toute arrière-pensée de propagande, loin d'être nuisible à la cause de la tempérance, peut dans certaines circonstances lui prêter un concours précieux.

On a beaucoup insisté dans ces derniers temps sur la nécessité d'éclairer les masses sur les dangers et les conséquences de l'alcoolisme, par des conférences, par des brochures, par un enseignement spécial donné à l'école. Ce mouvement est certainement appelé à exercer une heureuse influence, en préparant les esprits, en travaillant l'opinion publique, de façon à la rendre favorable aux mesures qui pourront être prises contre l'alcoolisme. Mais l'ignorance du peuple ne constitue qu'une des causes, et pas même la plus importante, de l'alcoolisme. Une des causes essentielles doit être recherchée dans les mauvaises conditions hygiéniques et économiques des classes ouvrières, et c'est là surtout que l'initiative privée peut déployer son activité et apporter un remède efficace.

Nous ne pourrions donner un meilleur programme à cette activité que celui qui est contenu dans la lettre d'un ouvrier anglais, que nous empruntons au rapport du conseil fédéral suisse sur la question de l'alcool (70). « Des hommes, confinés du matin au soir dans des ateliers, n'en ont pas pour cela le sentiment de la sociabilité moins développé. Ils ont besoin, le travail quotidien achevé, de se retrouver avec leurs semblables, d'échanger leurs idées et de se communiquer leurs observations. Ce besoin se retrouve dans toutes les classes de la société; par contre tous n'ont pas au même degré les moyens de le satisfaire. Le riche réunit sa société chez lui, va à son cercle ou chez d'autres en société. Le pauvre, par contre, surtout dans les grandes villes, est moins bien partagé. Le foyer de la plupart des ouvriers pauvres offre bien trop peu d'attrait et de confort pour inviter à une réunion intime avec des camarades. Souvent il ne se compose que d'une seule pièce, mal meublée, dans une maison imprégnée de mauvaises odeurs : absence de bien-être, profusion de cris d'enfants. Et le seul être qui pourrait rendre ce foyer de misère clair et habitable, est souvent par son ignorance complète des notions élémentaires et par le fait d'une éducation morale défectueuse absolument inqualifié pour remplir ses devoirs d'épouse et de mère de famille.

« Tant que les apôtres de l'abstinence continueront à partir du point de vue que c'est la passion de l'alcool qui pousse en première ligne l'ouvrier au cabaret, on n'aura pas grand'chose à attendre de leur intervention. Une chaîne n'est pas plus forte que son anneau le plus faible. Quelques milliers d'hommes, de femmes et d'enfants peuvent juger nécessaire de signer un engagement, d'arborer un ruban bleu, de s'abstenir de l'usage des boissons spiritueuses et du tabac par-dessus; leur exemple restera sans effet sur les masses tant que le fondement de l'existence sociale de l'ouvrier, son foyer, offrira pour lui aussi peu de confort et d'attrait. Un cercle ouvrier confortablement installé, une cité ouvrière avec des logements salubres et agréables, valent mieux que dix mille allocutions dans des réunions de tempérance et qu'un million de témoignages sur les effets désastreux de l'alcool. Si tous les efforts faits jusqu'à présent en vue de réprimer l'usage de la bière et du tabac avaient été consacrés à élever les jeunes filles du peuple de façon à en faire des ménagères capables, intelligentes et économes, nous serions plus près que nous ne sommes du règne de mille ans d'une nation sobre. Dans une famille ainsi embellie par l'activité d'une telle mère, le fils adolescent pourrait, le travail quotidien terminé, introduire un camarade privé de foyer paternel, et il en est peu qui ne préféreraient beaucoup un tel milieu au cabaret bruyant et enfumé. Dans les conditions actuelles le père entraîne ses amis au cabaret et le fils suit son exemple. Ce serait insensé de croire qu'il suffira de fermer la porte des débits pour remédier au mal. Ce n'est pas uniquement en entravant la consommation que l'on habituera un peuple à la tempérance. Tant que l'on n'aura pas amélioré les conditions sociales, qui, dans la plupart des cas, poussent l'ouvrier au cabaret, on n'arrivera pas par la force à bannir l'eau-de-vie de ce monde. »

Ces lignes se passent de commentaire : elles contiennent le programme complet de la philanthropie moderne destiné à réformer les conditions d'existence de l'ouvrier : cités ouvrières, cercles et salles de lecture pour ouvriers, sociétés de consommation, cantines et pensions populaires à l'usage des ouvriers n'ayant pas de ménage, écoles ménagères et cours de cuisine pour les jeunes filles du peuple, etc. (71). Les institutions de ce genre sont déjà nombreuses, chaque jour il s'en crée de nouvelles, et partout on constate leur excellent effet sur les populations ouvrières. Nous ne pouvons entrer ici, sans sortir du cadre de notre sujet, dans des détails sur l'organisation et le fonctionnement de ces établissements; il est cependant deux points sur lesquels nous désirons insister en raison de leur importance particulière : c'est l'alcoolisme dans les fabriques et l'alcoolisme dans l'armée.

Dans les grands centres industriels, les ouvriers sont souvent obligés de faire un long trajet pour aller à leur travail; ils ne peuvent donc rentrer chez eux pour leur repas de midi. Si le salaire de l'ouvrier est suffisant, il ira prendre son repas dans une pension alimentaire, où souvent il deviendra la proie d'un aubergiste peu scrupuleux; si par contre, comme c'est fréquemment le cas, son gain ne lui permet pas de s'accorder ce luxe, il emporte avec soi ou se fait apporter à manger de la maison. Cette nourriture, généralement grossière et insuffisante, toujours froide, demande à être relevée artificiellement, et c'est habituellement à l'eau-de-vie que l'ouvrier demande le complément de jouissance et d'alimentation dont il a besoin. Une enquête très sérieuse faite par Bohmert (72) dans 106 fabriques disséminées sur tout le territoire de l'empire d'Allemagne et occupant plus de 100 000 ouvriers a démontré le rapport étroit existant entre l'alcoolisme et l'insuffisance de l'alimentation chez les ouvriers de fabrique.

Pour remédier à cet état de choses un certain nombre d'industriels ont installé dans leurs établissements des cuisines fournissant aux ouvriers une nourriture saine et abondante à des prix extrêmement modiques. Dans quelques-uns de ces établissements les ouvriers peuvent même se procurer des rafraîchissements, du lait, du café, du vin et de la bière à si bon compte, que l'eau-de-vie achetée au dehors leur coûterait plus cher que ce qu'on leur donne à la fabrique. Le restaurant installé dans ces conditions par la Société du Chemin de fer Central à la gare de Bâle a donné d'excellents résultats; des installations analogues dans plusieurs grands établissements industriels de l'Alsace et de l'Allemagne ont eu également les plus heureux effets, de sorte que l'on ne peut douter qu'en généralisant cette mesure on n'arrive à agir efficacement sur l'alcoolisme parmi les ouvriers de la grande industrie. Pour les fabriques de moindre importance, une association des chefs d'industrie du même endroit leur permettrait d'offrir à leurs ouvriers les mêmes avantages par l'installation d'une cantine commune dont la situation centrale rendrait l'accès facile aux ouvriers. En outre, il est important que l'ouvrier puisse se désaltérer dès qu'il en sent le besoin, sans quoi son premier soin en sortant de l'atelier sera d'entrer dans le premier cabaret venu pour y étancher sa soif. Un grand nombre d'industriels ont installé dans ce but dans tous leurs ateliers des robinets d'eau potable à la disposition des ouvriers, et d'après le rapport de Bohmert, ce détail, en apparence sans importance, aurait produit un excellent effet.

La vie de caserne est sans contredit un foyer d'alcoolisme extrêmement important. Le soldat, qui ne sait que faire de sa liberté en dehors des heures de travail, est entraîné pour ainsi dire malgré lui vers le cabaret où il sait qu'il trouvera toujours de la société et de la distraction, quand il n'y est pas véritablement poussé par des supérieurs peu scrupuleux, dont il est forcé d'acheter la bienveillance, sous peine d'être exposé à toute sorte d'ennuis et de tracasseries. La bourse du soldat n'étant en général pas des mieux garnies, le débitant en profite pour se rattraper sur la qualité de la marchandise; les vins les plus frelatés, les eaux-de-vie de la pire qualité sont à son avis toujours assez bons pour le soldat, pourvu qu'il y trouve son bénéfice. De cette façon le soldat se ruine non seulement la santé, mais il contracte au régiment des habitudes d'intempérance, qu'il conservera par la suite dans la vie civile.

Effrayé des conséquences de l'alcoolisme dans l'armée, le ministre de la Guerre des Pays-Bas s'est vu dans l'obligation de prendre des mesures énergiques en vue de réprimer l'ivrognerie chez les soldats. Nous empruntons à un travail de M. van der Veur (73), capitaine d'artillerie dans l'armée hollandaise, quelques détails sur ces mesures, qui nous ont paru éminemment pratiques et propres à servir d'exemple à d'autres pays. En première ligne l'autorité militaire s'est attachée à prévenir l'abus des boissons alcooliques dans les cantines des casernes. On a supprimé l'industriel portant le nom de cantinier pour remettre l'exploitation de ces établissements entre les mains des soldats eux-mêmes, sous le contrôle des officiers. La vente des spiritueux n'est autorisés à la cantine que pendant quelques heures par jour et au comptant. Du reste le soldat y trouve tout ce dont il a besoin : du lait, de la bière, du café, du beurre, du pain blanc, du fromage, de la saucisse, du tabac, du papier, des plumes métalliques et une foule d'autres objets utiles. Tous ces articles sont de très bonne qualité et de prix très modérés.

Les commandants de corps sont autorisés à interdire l'usage des boissons fortes dans les cantines. Dans les cas où la vente en est permise, elle n'est accordée que fort limitée et sous une surveillance très sévère. La vente des liqueurs n'est permise que par verre; il est rigoureusement interdit de boire ailleurs que dans la cantine même. Les soldats ne peuvent se faire servir à boire que pendant quatre heures par jour, savoir : deux heures avant le dîner et deux heures avant le coucher.

Une seconde mesure encore plus sévère prise par le ministre de la Guerre vise directement la répression de l'ivrognerie dans l'armée. Les militaires qui, par suite d'excès de boisson, sont incapables de faire leur service, doivent être sévèrement punis; il leur est en outre défendu de porter le sabre en dehors du service pendant au moins trois mois; au lieu du képi, ils sont coiffés du bonnet de police. Enfin la moindre faveur doit leur être refusée, même les deux heures de congé après le temps prescrit pour la retraite. Si la mesure est sévère pour les soldats, elle l'est davantage pour les sous-officiers, car la défense de porter le sabre en dehors du service comporte pour ceux-ci la dégradation au rang de simple soldat. On ne peut se rendre compte de la sévérité de cette punition que quand on en vu de près les suites et qu'on a pu apprécier l'énorme influence qu'elle exerce sur le soldat. D'après van der Veur, c'est cette mesure qui a donné le coup de grâce à l'ivrognerie dans l'armée, aussi n'a-t-il eu dans son détachement, pendant une période de trois ans, que trois hommes en tout punis pour ivrognerie.

Si l'on ferme le cabaret au soldat, il est nécessaire de lui fournir une compensation, de lui ouvrir des locaux de réunion et de récréation où il ne soit pas exposé au danger de l'intempérance. Sous ce rapport van der Veur recommande vivement les « at home », cercles et salles de lecture militaires, à condition que ces établissements aient un caractère entièrement neutre, respectant la liberté de conscience et d'opinions du soldat et qu'ils ne dégénèrent pas en institutions de propagande religieuse. Là se trouve un champ d'activité important ouvert à l'initiative privée, qui de la sorte fournira au soldat à ses heures de sortie un refuge où il sera à l'abri de la tentation et de la débauche.

Cette étude sommaire et bien imparfaite des remèdes de l'alcoolisme nous montre ce que l'on peut faire pour combattre le fléau de l'intempérance; elle est en outre une réponse aux pessimistes qui prétendent qu'il est impossible d'empêcher l'abus de l'alcool sans en supprimer entièrement l'usage. Mais arrivera-t-on jamais à ce résultat? On pourrait en douter en considérant l'immensité de la tâche. Cependant loin de désespérer, nous attendons avec confiance le jour où tous les hommes de cœur s'uniront dans un énergique effort pour débarrasser l'humanité du chancre qui la ronge et menace de l'exterminer.

Indications bibliographiques.

1. MAGNUS HUSS. — Der chronische Alkoholismus, Bremen, 1852.
2. RABUTEAU. — *Union médicale*, 1870.
3. DUJARDIN-BEAUMETZ et AUDIGÉ. — *Recherches sur la puissance toxique des alcools*, Paris, 1879.
4. MAGNAN et LABORDE. — *Revue d'hygiène*, août 1887.
5. CADÉAC et MEUNIER. — *Contribution à l'étude de l'alcoolisme*, Paris, 1892.
6. LABORDE. — *Bulletin de l'Académie de médecine*, 3e serie, t. XX, 1888 et t. XXXIV, 1895.
7. JAFFE et COHN. — *Berichte der Berl. chem. Ges.*, t. XX et XXI, et *Arch. für experim. Pathol. u. Pharm.*, t. XXXI, 1893, p. 40.
8. MAGNAN. — *Arch. de physiologie*, 1873; MAGNAN et LABORDE, *loc. cit.*
9. LABORDE. — *Loc. cit.*
10. BOHM. — *Ueber die Wirkungen der aether*, Absinthoels, Halle, 1870.
11. CADÉAC et MEUNIER. — *Loc. cit.*

12. Laborde. — *Bulletin de l'Acad. de médecine*, t. XX, p. 530, 1888.
13. Sten Stenberg. — *Arch. f. exper. Pathol.*, t. X, 1879.
14. *Vierteljahrschr. f. gerichtl. Medicin*, t. 49, 1888.
15. Cité par Binz, *Vorlesungen über Pharmakologie*, Berlin, 1891, p. 312.
16. *Loc. cit.*, 1888, p. 534.
17. Lancereaux. — Art. alcoolisme du *Traité de médecine*, Brouardel, Gilbert et Girode, t. III, *Bullet. de l'Acad. de médecine*, t. IX, 2e série, 1880, p. 893 et 1074.
18. Daremberg. — *Bulletin de l'Acad. de médecine*, t. XXXIV, p. 340, 1895.
19. Cité par E. Bleuler, *Ueber Trinkenasyle*, 5e Congrès internat. contre l'abus des boissons alcooliques, Bâle, 1895, p. 227.
20. Brendel. — *Der Alkohol. ein Völkergift*, Munich, 1894.
21. Lancereaux. — *Dict. encycl. des sc. médic.*, art. alcoolisme. *Traité de médecine* publié par Brouardel, Gilbert et Girode, art. alcoolisme. — L. Gautier : *Étude clinique sur l'absinthisme chronique*, Th. de Paris, 1882. — R. Casanova : *Intoxication chronique par l'alcool, l'absinthe et le vulnéraire*, Th. de Paris, 1885.
22. Strumpell. — *Die Alkoholfrage*, Leipzig, 1893.
23. Bollinger et Bauer. — *Ueber idiopathische Herzvergrösserung*, Munich. 1893.
24. *Supplement to the forty fifth Annual Report of the Registrar-General*, 1885, p. XXXII.
25. Cité par Smith, *Die Alkoholfrage*, Tubingen, 1895, p. 75.
26. Cité par Frank, *Der Alkoholgenuss als Todesursache auf Grundlage der schweigerischen Statistik*, 5e Congrès internat. contre l'abus, etc., Bâle, 1895, p. 222.
27. Cité par Smith, *loc. cit.*, p. 70.
28. Claude. — *Rapport* au Sénat sur la consommation de l'alcool en France, 1887. Annexe VIII.
29. Magnan. — *Bullet. de l'Acad. de médecine*, t. XXXIV, 1895, p. 122.
30. Baer. — Données statistiques sur la mortalité, la criminalité et l'aliénation mentale, par rapport à l'abus des boissons alcooliques, *Compte rendu* du 4e Congrès internat. contre l'abus, etc., La Haye, 1893, p. 120.
31. Cité par *Botschaft des Schweiz, Bundesrathes über die Alkoholfrage*, Berne, 1884, p. 22.
32. H. Martin. — *Arch. gén. de méd.*, 1877.
33. L. Grenier. — *Contribut. à l'étude de la descendance des alcooliques*, Th. de Paris, 1887.
34. Demme. — *Ueber den Einfluss des Alkohols auf den Organismen des Kindes*, Stuttgart, 1891.
35. Legrain. — *Dégénérescence sociale et alcoolisme*, Paris, 1895.
36. Cité par Lancereaux. — *L'alcoolisme et ses conséquences*, Paris, 1878, p. 33.
37. Claude. — *Rapport* au Sénat, etc., p. 234.
38. Burtscher. — Beobachtung über das Ergebniss der Rekrutirung, *Corr. Blatt. für Schweizer Aerzte*, 1880. V. en outre *Botschaft des Bundesrathes*, Berne, 1884, p.20.
39. Cité par Motet, *Bullet. de l'Acad. de méd.*, t. XXXIV, p. 53, 1895.
40. Claude. — *Loc. cit.*, p. 214.
41. Baer. — *Die Trunksucht und ihre Abwehr.*, Vienne, 1890, p. 44.
42. *Ibid.*, p. 42.
43. Lang. — *Alkoholgenuss. u. Verbrechen*, Bremerhaven, 1891.
44. Baer. — *Der Alkoholismus seine Verbreitung, etc.*, Berlin, 1878, et *Trunksucht Abwehr.*, p. 48.
45. Baer. — *Trunksucht u. ihre Abwehr*, p. 48.
46. *Botschaft des Bundesrathes*, p. 24, et Baer, *loc. cit.*, p. 48.
47. Forel. — *Die Errichtung von Trinkerasylen und deren Einfügung in die Gesetzgebung*. Voir aussi P. Sérieux, Les asiles de buveurs, *Compte rendu du Ve Congrès international*, etc., Bâle, 1895, p. 450.
48. Voir A. Smith. — *Die Alkoholfrage*, Tubingen, 1895, p. 98
49. Magnan. — *Bullet. de l'Acad. de médecine*, t. XXXIV, 1895, p. 117.
50. Legrain. — *Dégénérescence sociale et alcoolisme*, Paris, 1895, p. 150.
51. Schmitz. — *Mässigkeit oder Enthaltsamkeit*, Bonn, 1894, et *Compte rendu du IVe Congrès international*, etc., La Haye, 1893, p. 309.
52. Jaquet. — *Der Alkohol als Genuss-und Arzneimittel*, 1893; et *Die Stellungsnahme der Arztes zur Abstinenzfrage*, Bâle, 1896.
53. Bunge. — *L'alcoolisme*, trad. par A. Jaquet, Paris, 1888.
54. Blessing. — *Deutsch. med. Wochenschr.*, 1857, n° 16.
55. *Vergleichende Darstellung der Gezestze und Erfahrungen einiger auslandischer Stauten, zusammen gestellt vom eidg statist.*, Bureau, 1884, p. 609.

56. Claude. — *Rapport* au Sénat; voir aussi : *Vergleichende Darstellung der Gesetze u. Erfahrungen*, n° 55.
57. Jules Denis. — Recherches sur la consommation des boissons distillées et fermentées dans différents pays, *Compte rendu du Ve Congrès international*, Bâle, 1895, p. 173.
58. Charles Dupuy. — L'alcool et l'alcoolisme, *Revue politique et parlementaire*, t. X, 1896, p. 241.
59. Denis. — *Loc. cit.*, p. 182.
60. Voir *Rapport* de Claude, annexe n° XI.
61. Voir *Rapport* de Claude, annexe n° XV, de Dietz-Monin.
62. Voir Baer, *Der Alkoholismus*, p. 442. — E. Berner, Le système de Gothenburg, *Compte rendu du IVe Congrès internat.*, etc., La Haye, 1893, p. 268. — H. Berner, Notes sur le régime de l'alcool en Norvège, *Revue politique et parlementaire*, t. X, 1896, p. 396.
63. Voir E. W. Milliet. — Aperçu sur le monopole de l'alcool en Suisse, *Compte rendu du Ve Congrès internat.*, Bâle, 1895, p. 246. — Numa Droz, Le monopole de l'alcool en Suisse, *Revue polit. et parlement.*, t. V, 1895, p. 401.
64. Jul. Wolf. — Die Branntweinsteuer in den europ. Ländern, *Finanz-Archiv von Schanz*, 1887, p. 323.
65. Denis. — *Loc. cit.*, p. 184.
66. Numa Droz. — *Loc. cit.*, n° 63.
67. Claude. — *Rapport* au Sénat, p. 194.
68. *Botschaft der Bundesrathes*, p. 40.
69. Voir Goeman Borgesius. — Les licences ou autorisations pour la vente en détail des boissons fortes telles qu'elles sont réglées par la loi néerlandaise, *Compte rendu du IVe Congrès internat.*, etc., La Haye, 1893, p. 275, et Van Schermbeck, *ibid.*, p. 281.
70. *Botschaft des Bundesrathes*, p. 93.
71. Voir Baer, *Trunksucht und ihre Abwehr*. — Schuler, *Des divers modes d'alimentation des classes ouvrières en Suisse et de leur influence sur le développement de l'alcoolisme*, Berne, 1884. — Siegfried, *Das Wirthshaus*, Bâle, 1883. — Herkner, *Alkoholismus und Arbeiterfrage*, Hildesheim, 1896.
72. Cité par Baer, *Trunksucht und Abwehr*, p. 51; voir aussi Schuler, *loc. cit.*
73. Van der Veur. — Mesures prises par le ministère de la guerre des Pays-Bas contre l'abus des boissons alcooliques dans l'armée, *Compte rendu du IVe Congrès internat.*, etc., La Haye, 1893, p. 242.

Coulommiers. — Imp. Paul BRODARD. — 811-97.

TRAITÉ
DE
PATHOLOGIE GÉNÉRALE

PUBLIÉ PAR

Ch. BOUCHARD

Membre de l'Institut
Professeur de Pathologie générale à la Faculté de médecine de Paris

SECRÉTAIRE DE LA RÉDACTION : G.-H. ROGER

Professeur agrégé à la Faculté de médecine de Paris, Médecin des hôpitaux

COLLABORATEURS :

MM. ARNOZAN. — D'ARSONVAL. — BENNI. — R. BLANCHARD. — BOULAY. BOURCY. — BRUN. — CADIOT. — CHABRIÉ. — CHANTEMESSE. — CHARRIN. CHAUFFARD. — COURMONT. — DÉJERINE. — PIERRE DELBET. — DEVIC. DUCAMP. — MATHIAS DUVAL. — FÉRÉ. — FRÉMY. — GAUCHER. — GILBERT. GLEY. — GUIGNARD. — LOUIS GUINON. — A.-F. GUYON. — HALLÉ. HÉNOCQUE. — HUGOUNENQ. — LAMBLING. — LANDOUZY. — LAVERAN. LEBRETON. — LE GENDRE. — LEJARS. — LE NOIR. — LERMOYEZ. LETULLE. — LUBET-BARBON. — MARFAN. — MAYOR. — MÉNÉTRIER. NETTER. — PIERRET. — G.-H. ROGER. — GABRIEL ROUX. — RUFFER. RAYMOND TRIPIER. — VUILLEMIN. — FERNAND WIDAL.

CONDITIONS DE LA PUBLICATION :

Le **Traité de Pathologie générale** *est publié en 6 volumes grand in-8°. Chaque volume comprend environ 900 pages, avec nombreuses figures.*

Les Éditeurs acceptent jusqu'à la publication du Tome III des souscriptions au prix à forfait de **102 francs**, quels que soient l'étendue de l'ouvrage et le prix définitif de la publication terminée.

Ce livre était attendu avec une légitime impatience. Il a été accueilli avec un confiant empressement ; il sera attentivement lu et médité par tous les travailleurs. C'est que, comme le dit si bien M. Bouchard, il diffère absolument des anciens traités où la pathologie générale s'affirmait par des doctrines et des méthodes exclusives, par ce que l'on appelait des lois immuables. La doctrine de ce livre est celle « d'une époque où l'on n'affecte plus d'ignorer le passé, mais où l'on est encore dans le feu des enthousiasmes qu'ont allumé les découvertes du temps présent ; où l'on est d'autant plus respectueux des précieuses acquisitions accumulées par l'observation des siècles écoulés, qu'il nous est permis enfin de les interpréter et de les comprendre à la lumière des révélations de la science expérimentale contemporaine ». C'est qu'en effet, « la doctrine médicale au moment où ce siècle finit n'est plus la synthèse des acquisitions anciennes mais bien plutôt la détermination d'un point de départ positif d'où l'on s'engage dans une route à direction connue... ».

(*Voir au dos le détail des volumes parus.*)

TOME PREMIER

Un volume grand in-8° de 1018 pages avec figures dans le texte. **18** fr.

H. ROGER. — **Introduction à l'étude de la pathologie générale.**

H. ROGER et P.-J. CADIOT. — **Pathologie comparée de l'homme et des animaux.**

P. VUILLEMIN, chargé de cours à la Faculté de médecine de Nancy. — **Considérations générales sur les maladies des végétaux.**

MATHIAS DUVAL, professeur à la Faculté de Paris. — **Pathogénie générale de l'embryon. Tératogénie.**

LE GENDRE, médecin des hôpitaux. — **L'Hérédité et la pathologie générale.**

BOURCY, médecin des hôpitaux. — **Prédisposition et immunité.**

MARFAN, professeur agrégé à la Faculté de Paris, médecin des hôpitaux. — **La Fatigue et le surmenage.**

LEJARS, professeur agrégé à la Faculté de médecine de Paris, chirurgien des hôpitaux. — **Les Agents mécaniques.**

LE NOIR. — **Les Agents physiques. Chaleur. Froid. Lumière. Pression atmosphérique. Son.**

D'ARSONVAL, membre de l'Institut, professeur au Collège de France. — **Les Agents physiques. L'Énergie électrique et la matière vivante.**

LE NOIR. — **Les Agents chimiques : les caustiques.**

H. ROGER. — **Les Intoxications.**

TOME II

Un volume grand in-8° de 940 pages avec figures dans le texte. **18** fr.

CHARRIN, professeur agrégé à la Faculté de médecine de Paris, médecin des hôpitaux. — **L'Infection.**

GUIGNARD, membre de l'Institut, professeur à l'École de pharmacie. — **Notions générales de morphologie bactériologique.**

HUGOUNENQ, professeur à la Faculté de médecine de Lyon. — **Notions de chimie bactériologique.**

ROUX, professeur agrégé à la Faculté de médecine de Lyon. — **Les Microbes pathogènes.**

CHANTEMESSE, professeur agrégé à la Faculté de médecine de Paris, médecin des hôpitaux. — **Le Sol, l'eau et l'air, agents des maladies infectieuses.**

LAVERAN, membre de l'Académie de médecine. — **Des maladies épidémiques.**

RUFFER. — **Sur les parasites des tumeurs épithéliales malignes.**

R. BLANCHARD, professeur agrégé à la Faculté de médecine de Paris, membre de l'Académie de médecine. — **Les Parasites.**

TOME IV

Un volume grand in-8° de 720 pages avec figures dans le texte. **16** fr.

DUCAMP, professeur à la Faculté de médecine de Montpellier. — **Évolution des maladies.**

A. GILBERT, professeur agrégé à la Faculté de médecine de Paris, médecin de l'hôpital Broussais. — **Sémiologie du sang.**

A. HÉNOCQUE, directeur adjoint du laboratoire de physique biologique au Collège de France. — **Spectroscopie du sang. Sémiologie.**

R. TRIPIER, professeur à la Faculté de médecine de Lyon, et DEVIC, professeur agrégé à la Faculté de médecine de Lyon, médecin des hôpitaux. — **Sémiologie du cœur et des vaisseaux.**

M. LERMOYEZ, médecin de l'hôpital Saint-Antoine, et M. BOULAY, ancien interne des hôpitaux. — **Sémiologie du nez et du pharynx nasal.**

M. LERMOYEZ et M. BOULAY. — **Sémiologie du larynx.**

M. LEBRETON, médecin des hôpitaux de Paris. — **Sémiologie des voies respiratoires.**

P. LE GENDRE, médecin de l'hôpital Tenon. — **Sémiologie générale du tube digestif.**

AVIS. — *La rédaction du tome III de la Pathologie générale ayant dû subir un retard, les éditeurs, pour répondre au désir exprimé par les souscripteurs, ont mis en vente le tome IV aujourd'hui complet. Le tome III sera publié dans un délai prochain. Les tomes V et VI qui compléteront l'ouvrage sont tous deux en cours d'exécution. Ils contiendront la fin de la Sémiologie et la Thérapeutique générale.*

Traité des Maladies de l'Enfance

PUBLIÉ SOUS LA DIRECTION DE MM.

J. GRANCHER

PROFESSEUR A LA FACULTÉ DE MÉDECINE DE PARIS
MEMBRE DE L'ACADÉMIE DE MÉDECINE, MÉDECIN DE L'HOPITAL DES ENFANTS-MALADES

J. COMBY
MÉDECIN DE L'HOPITAL DES ENFANTS-MALADES

A.-B. MARFAN
AGRÉGÉ, MÉDECIN DES HOPITAUX

5 volumes grand in-8° avec figures. — *En souscription*. . **90** francs.

TOME I (EN VENTE)

1 volume in-8° de XVI-816 pages avec figures dans le texte . . . . **18** *fr*.

Préface (GRANCHER). — *Physiologie et hygiène de l'enfance* (COMBY). — *Considérations thérapeutiques sur les maladies de l'enfance. Table de posologie infantile* (MARFAN). — *Scarlatine* (MOIZARD). — *Rougeole* (COMBY). — *Rubéole* (BOULLOCHE). — *Variole* (COMBY). — *Vaccine et vaccination* (DAUCHEZ). — *Varicelle* (COMBY). — *Oreillons* (COMBY). — *Coqueluche* (COMBY). — *Fièvre typhoïde* (MARFAN). — *Fièvre éphémère, Fièvre ganglionnaire* (COMBY). — *Grippe* (GILLET). — *Suette miliaire* (HONTANG). — *Choléra asiatique* (DUFLOCQ). — *Malaria* (CONCETTI). — *Fièvre jaune* (COMBY). — *Tétanos* (RENAULT). — *Rage* (GILLET). — *Erysipèle* (RENON). — *Infections septiques du fœtus, du nouveau-né et du nourrisson* (FISCHL). — *Rhumatisme articulaire et polyarthrites* (MARFAN). — *Diphtérie* (SEVESTRE et LOUIS MARTIN). — *Syphilis* (GASTOU). — *Tuberculose, Scrofule* (AVIRAGNET).

TOME II (EN VENTE)

1 volume in-8° de 818 pages avec figures dans le texte. . . . . **18** francs.

Maladies générales de la nutrition. — *Arthritisme, obésité, maigreur, migraine, asthme* (COMBY). — *Diabète sucré* (H. LEROUX). — *Maladies du sang* (AUDEOUD). — *Hémophilie* (COMBY). — *Hémorragies des nouveau-nés* (DEMELIN). — *Purpura et syndromes hémorragiques* (MARFAN). — *Scorbut infantile* (BARLOW). — *Rachitisme* (COMBY et BROCA). — *Croissance* (COMBY). — *Athrepsie* (THIERCELIN). — **Maladies du tube digestif.** — *Développement du tube digestif* (VARIOT). — *Dentition* (MILLON). — *Bec-de-lièvre, Macroglossie. Tumeurs du plancher de la bouche* (BROCA). — *Stomatites* (COMBY). — *Angines aiguës* (DUPRÉ). — *Abcès rétro-pharyngiens* (BOKAY). — *Hypertrophie des amygdales, pharyngite chronique, végétations adénoïdes* (CUVILLIER). — *Polypes naso-pharyngiens* (BROCA). — *Maladies de l'œsophage, de l'estomac et de l'intestin* (COMBY). — *Infections et intoxications digestives* (LESAGE). — *Dysenterie* (SANNÉ). — *Tuberculose de l'estomac, de l'intestin et des ganglions mésentériques* (MARFAN). — *Constipation* (MARFAN). — *Vers intestinaux* (FILATOFF). — *Invagination intestinale* (JALAGUIER). — *Prolapsus du rectum* (BROCA). — *Polypes du rectum, corps étrangers des voies digestives, fissures à l'anus* (FELIZET et BRANCA). — *Malformations, abcès de la région ano-rectale* (FORGUE).

TOME III (EN VENTE)

1 volume in-8° de 950 pages avec figures dans le texte. . . **20** francs.

Abdomen et annexes. — *Hernies inguinale et ombilicale* (BROCA). — *Maladies de l'ombilic* (PAGNY). — *Péritonites aiguës* (COMBY). — *Péritonite tuberculeuse* (MARFAN). — *Appendicite* (BRUN). — *Ictères* (RÉNON). — *Congestion du foie. Stéatose hépatique. Dégénérescence amyloïde. Abcès du foie* (ODDO). — *Kystes hydatiques du foie* (FORGUE). — *Cirrhose du foie* (HUTINEL ET AUSCHER). — *Rate et ses maladies* (GASTOU). — *Albuminurie et néphrites* (RENAULT). — *Périnéphrite, phlegmon périnéphrétique. Pyélite et pyélonéphrite* (COMBY). — *Lithiase urinaire* (DE BOKAY). — *Tuberculose du rein* (HALLÉ). — *Maladie d'Addison* (COMBY). — *Néoplasmes du rein* (ALBARRAN). — *Tumeurs liquides du rein, rein mobile, hématurie, hémoglobinurie* (COMBY). — *Névroses urinaires* (GUINON). — *Maladies des organes génito-urinaires dans le sexe masculin* (POUSSON). — *Vulvite, vulvo-vaginite* (EPSTEIN). — *Cystite, anomalies génitales chez les filles. Onanisme* (COMBY). — **Appareil circulatoire.** *Maladies congénitales du cœur* (MOUSSOUS). — *Maladies acquises* (WEILL). — **Nez, Larynx et annexes.** *Malformations des fosses nasales. Epistaxis* (BOULAY). — *Rhinites aiguës* (LERMOYEZ). — *Rhinite chronique, rhinite atrophique fétide, syphilis des fosses nasales* (BOULAY). — *Laryngites aiguës* (VARIOT ET GLOVER). — *Laryngites chroniques. Papillomes du larynx. Corps étrangers des voies aériennes* (BOULAY). — *Spasme de la glotte* (MARFAN). — *Pathologie du thymus* (SANNÉ). — *Myxœdème* (COMBE).

TOME IV (SOUS PRESSE)

MALADIES DES BRONCHES, DU POUMON, DES PLÈVRES, DU MÉDIASTIN. — MALADIES DU SYSTÈME NERVEUX : méninges, cerveau, moelle, amyotrophies, névroses, paralysies, etc.

TOME V

APPAREIL LOCOMOTEUR : os, articulations, etc. — ORGANES DES SENS : yeux, oreilles. — MALADIES DE LA PEAU. — MALADIES DU FOETUS. — Table des matières.

TRAITÉ
DE
CHIRURGIE

Publié sous la direction

DE MM.

Simon DUPLAY
Professeur de clinique chirurgicale à la Faculté de médecine de Paris
Chirurgien de l'Hôtel-Dieu
Membre de l'Académie de médecine

Paul RECLUS
Professeur agrégé à la Faculté de médecine de Paris
Secrétaire général de la Société de chirurgie
Chirurgien des hôpitaux
Membre de l'Académie de médecine

PAR MM.

**BERGER. — BROCA. — DELBET. — DELENS. — DEMOULIN. — FORGUE
GÉRARD-MARCHANT. — HARTMANN. — HEYDENREICH. — JALAGUIER
KIRMISSON. — LAGRANGE. — LEJARS. — MICHAUX. — NÉLATON. — PEYROT
PONCET. — QUÉNU. — RICARD. — SEGOND. — TUFFIER. — WALTHER**

DEUXIÈME ÉDITION

ENTIÈREMENT REFONDUE

8 forts volumes grand in-8° avec nombreuses figures dans le texte.
Prix pour les Souscripteurs. . **150** fr.

VOLUMES PARUS :

TOME PREMIER. 1 fort vol. grand in-8° avec 218 figures. **18** fr.

Reclus. Inflammations. — Traumatismes. — Maladies virulentes.
Quénu. Des tumeurs.
Broca. Peau et tissu cellulaire sous-cutané.
Lejars. Lymphatiques, muscles, synoviales tendineuses et bourses séreuses.

TOME II. 1 fort vol. grand in-8° avec 361 figures. . . . . **18** fr.

Lejars. Nerfs.
Michaux. Artères.
Quénu. Maladies des veines.
Ricard et Demoulin. Lésions traumatiques des os.
Poncet. Affections non traumatiques des os.

TOME III. 1 fort vol. grand in-8° avec 285 figures. . . . . **18** fr.

Nélaton. Traumatismes, entorses, luxations, plaies articulaires.
Lagrange. Arthrites infectieuses et inflammatoires.
Quénu. Arthropathies. Arthrites sèches. Corps étrangers articulaires.
Gérard-Marchant. Maladies du crâne.
Kirmisson. Maladies du Rachis.

TOME IV. 1 fort vol. grand in-8° avec nombreuses figures (*Sous Presse*)

Delens. Œil et annexes.
Gérard-Marchant. Nez, fosses nasales, pharynx nasal et sinus.
Heydenreich. Mâchoires.

Les volumes suivants paraîtront à des intervalles rapprochés, de façon que l'ouvrage soit complet au commencement de l'année 1898.

Traité de Gynécologie Clinique et Opératoire

Par le Dr Samuel POZZI

Professeur agrégé à la Faculté de Médecine, Chirurgien de l'hôpital Broca, Membre de l'Académie de Médecine

TROISIÈME ÉDITION, REVUE ET AUGMENTÉE

1 vol. in-8° de XXII-1270 pages, avec 628 fig. dans le texte. Relié toile. . **30 fr.**

Cette édition a été l'objet d'une revision attentive et d'additions notables. Un certain nombre de chapitres ont été complètement transformés, tels sont ceux relatifs à l'asepsie, au traitement des corps fibreux par les nouveaux procédés d'hystérectomie abdominale et vaginale, aux indications de cette dernière opération dans les suppurations pelviennes, aux interventions récentes contre les rétro-déviations utérines, etc. Dans les questions encore controversées, en voie d'évolution pour ainsi dire, l'auteur a tâché de donner une idée exacte des diverses opinions, sans pour cela omettre de formuler nettement la sienne.

Précis d'Obstétrique

PAR MM.

A. RIBEMONT-DESSAIGNES
Agrégé de la Faculté de médecine, Accoucheur de l'hôpital Beaujon

G. LEPAGE
Ancien Chef de clinique obstétricale à la Faculté de Médecine, Accoucheur des hôpitaux

Troisième édition

AVEC FIGURES DANS LE TEXTE DESSINÉES PAR M. **RIBEMONT-DESSAIGNES**

1 vol. grand in-8° de plus de 1300 pages, relié toile. . . . . **30 fr.**

Ce livre est un véritable traité d'accouchements tout à fait au courant des derniers progrès de l'art obstétrical. Il est appelé à rendre les plus grands services, non seulement à l'étudiant qui prépare ses examens, mais aussi au praticien, abandonné qu'il est, la plupart du temps, au milieu des multiples difficultés de la clinique, et avec une instruction pratique souvent insuffisante. Ce précis reproduit dans ses grands traits l'enseignement des deux professeurs de clinique obstétricale de la Faculté de Paris, ce qui n'empêche pas que, sur diverses questions, les auteurs formulent d'une manière précise leur opinion personnelle.

Traité des Maladies des Yeux

Par **Ph. PANAS**

Professeur de clinique ophtalmologique à la Faculté de Médecine, Chirurgien de l'Hôtel-Dieu

2 vol. gr. in-8° avec 453 fig. dans le texte et 7 pl. en couleurs. Rel. toile. **40 fr.**

Dans cet ouvrage, le savant professeur de la Faculté de Paris s'est attaché à donner d'une façon concise l'état actuel de la science ophtalmologique, en prenant pour base la clinique, sans négliger l'enseignement et les recherches de laboratoire. Ce livre, essentiellement pratique, s'adresse autant aux étudiants qu'aux ophtalmologistes de profession.

Technique Chirurgicale

Par E. DOYEN

Avec la collaboration du Dr **G. ROUSSEL** et de **A. MILLOT**

TECHNIQUE CHIRURGICALE GÉNÉRALE — OPÉRATIONS GYNÉCOLOGIQUES

1 vol. grand in-8° de 600 pages avec 36 planches hors texte et 422 figures dans le texte, **25** francs.

Le nombre croissant des traités de pathologie externe contrastant singulièrement avec la pénurie des livres destinés à la description des opérations proprement dites, le Dr DOYEN, de Reims, a voulu combler cette lacune. Sa Technique Chirurgicale comprend l'ensemble des connaissances indispensables pour l'exercice de la chirurgie : c'est le complément du Précis de Manuel Opératoire de Farabeuf. Ce livre est donc destiné non plus à l'élève, mais aux praticiens qui y trouveront une technique bien déterminée, et assez parfaite pour ne comporter, dans les cas particuliers, que des modifications de détail.

Manuel de Pathologie interne

par **G. DIEULAFOY**, professeur de clinique médicale de la Faculté de médecine de Paris, médecin de l'Hôtel-Dieu, membre de l'Académie de médecine. *Dixième édition, revue et augmentée.* 4 volumes in-16 diamant, avec figures en noir et en couleurs, cartonnés à l'anglaise, tranches rouges.. **28** fr. »

Manuel de Pathologie externe

par MM. **RECLUS, KIRMISSON, PEYROT, BOUILLY**, professeurs agrégés à la Faculté de médecine de Paris, chirurgiens des hôpitaux, 4 volumes petit in-8°. . . . . **40** fr.

I. — Maladies des tissus. 5e édition, avec figures, par le Dr P. Reclus.

II. — Maladies des régions : *Tête et Rachis.* 4e édition, par le Dr Kirmisson.

III. — Maladies des régions : *Cou, Poitrine, Abdomen.* 4e éd., par le Dr Peyrot.

IV. — Maladies des régions : *Organes génito-urinaires et Membres*, 5e édition, avec figures, par le Dr Bouilly.

Chaque volume est vendu séparément. **10** fr.

Précis d'Histologie

par **Mathias DUVAL**, professeur d'histologie à la Faculté de médecine de Paris, membre de l'Académie de médecine, 1 volume grand in-8° de XXXII-956 pages avec 408 fig. dans le texte. **18** fr.

Précis de Manuel opératoire

par **L.-H. FARABEUF**, professeur à la Faculté de médecine de Paris, membre de l'Académie de médecine. *Quatrième édition.* 1 volume petit in-8° avec 799 figures dans le texte. . . . . **16** fr.

Leçons de Thérapeutique

par le Dr **Georges HAYEM**, membre de l'Académie de médecine, professeur à la Faculté de médecine de Paris. 5 volumes ainsi divisés :

Les Médications, 4 volumes grand in-8°, les 3 premiers. . . . . **8** fr.

Le tome IV. . . . . **12** fr.

Les Agents physiques et naturels, 1 vol. grand in-8°, avec nombreuses figures et 1 carte. . . . . **12** fr.

Traité élémentaire de Clinique thérapeutique

par le Dr **G. LYON**, ancien interne des hôpitaux de Paris, ancien chef de clinique à la Faculté de médecine. *Deuxième édition revue et augmentée.* 1 vol. in-8° de 1154 pages. . . . . **15** fr.

Dr THOINOT (L.-H.), professeur agrégé à la Faculté de médecine de Paris, médecin des Hôpitaux, et **MASSELIN** (E.-J.), médecin-vétérinaire.

Précis de Microbie. — *Technique et microbes pathogènes.* Ouvrage couronné par la Faculté de médecine (Prix Jeunesse). *Troisième édition* revue et augmentée. 1 vol. in-16 avec 93 figures, cart. **7 fr.**

SPILLMANN, professeur de clinique médicale à la Faculté de Nancy, et **P. Haushalter**, professeur agrégé.

Manuel de Diagnostic médical et d'exploration clinique. *Troisième édition,* 1 vol. in-16 avec 89 figures, cartonné. . . **6 fr.**

LAUNOIS et **MORAU**, préparateurs adjoints d'histologie à la Faculté de médecine de Paris.

Manuel d'anatomie microscopique et histologique, avec une préface de M. Mathias Duval. 1 vol. in-16 diamant, cart. **6 fr.**

WURTZ (R.), professeur agrégé à la Faculté de Paris, médecin des hôpitaux.

Précis de Bactériologie clinique. Ouvrage couronné par la Faculté de médecine. *Deuxième édition* avec tableaux synoptiques et figures dans le texte. 1 vol. in-16 diamant, cartonné. . . . . **6 fr.**

SOLLIER (Paul), chef de clinique adjoint des maladies mentales à la Faculté.

Guide pratique des maladies mentales. ***Séméiologie. Diagnostic Indications.*** 1 volume in-16 cartonné.. . . . . . . **5 fr.**

BRISSAUD (E.), professeur agrégé, médecin des hôpitaux de Paris.

Leçons sur les maladies nerveuses (Salpêtrière, 1893-1894) recueillies et publiées par le Dr Henry Meige. 1 vol. grand in-8° avec 240 figures (schémas et photographies). . . . . **18 fr.**

CHARRIN (A.), professeur agrégé, médecin des hôpitaux, directeur adjoint au laboratoire de Pathologie générale, assistant au Collège de France.

Leçons de Pathogénie appliquée. Clinique médicale. Hôtel-Dieu (1895-1896). 1 vol. in-8° . . . . **6 fr.**

DUFLOCQ, médecin des hôpitaux.

Leçons sur les Bactéries pathogènes, faites à l'Hôtel-Dieu (annexe), 1 vol. in-8° de 686 pages . . . . **10 fr.**

DUPLAY (Simon), professeur de clinique chirurgicale à la Faculté de Médecine de Paris, membre de l'Académie de Médecine, chirurgien de l'Hôtel-Dieu.

Cliniques chirurgicales de l'Hôtel-Dieu recueillies et publiées par les Drs M. Cazin, chef de clinique chirurgicale, et S. Clado, chef des travaux gynécologiques à l'Hôtel-Dieu. 1 vol. in-8° avec fig. **7 fr.**

LEJARS (F.), professeur agrégé à la Faculté de Médecine, chirurgien des hôpitaux.

Leçons de Chirurgie (La Pitié, 1893-1894). 1 volume grand in-8° avec 128 figures. . . . . **16 fr.**

RECLUS (Paul), professeur agrégé à la Faculté de Médecine, chirurgien des hôpitaux, membre de l'Académie de Médecine.

Clinique et critique chirurgicales. 1 vol. in-8°. . . **10 fr.**

Cliniques chirurgicales de l'Hôtel-Dieu. 1 vol. in-8°. **10 fr.**

Cliniques chirurgicales de la Pitié. 1 vol. in-8° avec figures dans le texte. . . . . **10 fr.**

35095. — Imprimerie Lahure, rue de Fleurus, 9, à Paris.

www.ingramcontent.com/pod-product-compliance
Ingram Content Group UK Ltd.
Pitfield, Milton Keynes, MK11 3LW, UK
UKHW020406220726
13923UKWH00004B/1770

9 782019 481483